MUSICOTERAPIA Y SALUD MENTAL

Prevención, asistencia y rehabilitación

Edición revisada, ampliada y corregida

UGERMAN EDITOR
Ciencia & Técnica

A mi mujer Clara, a mis hijos Amadeo y Julián,
a mis colegas, amigos y alumnos.

"...Séase lo más imparcial posible;
acérquese uno a las cosas
como si el mundo acabara de ser creado...;
séase antes primitivo
que retorcido o ampuloso;
no se sea sentimental,
pero téngase, en cambio, espíritu.
Con ello se ha dicho todo y nada ..."

Oskar Schlemmer
La Bauhaus (1929)

Índice

Capítulo II
La función del musicoterapeuta

Prólogo

En un momento de mi vida, empezaba a creer que de lo que estaba convencida en aquellos años cuando pensaba a la Musicoterapia como mi profesión y una forma de vida, se iba desvaneciendo en el solo intento de seguir peleando, aun contra viento y marea; que lo que aquella vez adopté como carrera era solo una utopía.

Comencé a pensar que era solo yo, y unos cuantos locos más, los que entendíamos a la Musicoterapia desde otro lugar. Pero qué podíamos hacer desde ese remoto lugarcito en el mundo, cuando lo que se nos mostraba y enseñaba no coincidía con nuestra convicción de la disciplina.

Pasaron muchos años de perseverancia, resistencia y convencimiento pleno de que no podía ser aquella la única forma de entender a la Musicoterapia.

Cuánta incoherencia, cuánto vacío teórico, cuánto monopolio, cuánto egoísmo, cuántas mentiras, cuántos caminos para no llegar a ningún lado.

Cuando ya cansada y desilusionada casi bajaba los brazos, solo quedaba golpear una puerta más y ver si encontraba a alguien que pensara tan locamente como yo, o era "más de lo mismo"...

Aquel día llegué a la Universidad Maimónides con la esperanza de que aquella persona que en el año 1998 me había tomado el ingreso para la carrera de Musicoterapia en la U.B.A, Rubén Gallardo, me dijera algo parecido a lo que yo estaba convencida.

Rubén me miró, y solo me preguntó: ¿Por qué estás acá?

Cuando le dije mi loca versión de lo que creía que podía tal vez ser la Musicoterapia, sacó un papel, trazó una línea larga y marcó sobre ella, una franja pequeña y dijo: "*Nosotros, los que estamos convencidos de que esta es una nueva historia de la Musicoterapia, solo ocupamos este lugar, frente a toda esta línea restante que son aquellos musicoterapeutas que le dieron otro sentido a nuestra profesión*".

Es decir: ningún sentido. Entendiendo la palabra "sentido" como tal.

Fue en ese mismo momento cuando elegí ser parte de los que seguiríamos abriendo esa porción en la línea marcada en ese papel, que no es nada más y nada menos que "la nueva Musicoterapia" y entendí que tantos años de pelear contra la nada, me hacían, por fin, posicionarme desde ese otro lugar donde otros ya habían también desandado el camino.

Y allí estábamos los que algún día pensábamos a la Musicoterapia como una profesión y una forma de vida, comenzando la Licenciatura de Musicoterapia.

Hoy, recién recibida, sé que no será fácil. Pero nada será más difícil que aquellos años donde estando seguros de lo que decíamos no teníamos detrás a nadie que nos avalara. Hoy lo tenemos, y estamos seguros de lo que creemos.

Agradezco profundamente a Rubén, que me dio la paz de saber que no me había equivocado. A Patricia, quien me acompañó y me apoyó en ese momento de crisis de la carrera. A Darío, por aclarar tantas dudas existenciales en cuanto a la profesión. A Judith, pues sin ella no hubiese podido concretar mi tesis, y a todos los que me apoyaron en este momento de mi vida y me dieron ese espacio que solo algunos locos llamamos... disponibilidad.

Gracias, gracias, gracias.

Lic. Brenda Aón
(Egresada 2009 de la Carrera de Licenciatura en Musicoterapia de la Universidad Maimónides. Ciudad Autónoma de Buenos Aires. República Argentina)

Prefacio

Nuevos aportes a la edición 2010 ampliada, revisada y corregida

Objeto:

La Musicoterapia tiene por objeto el estudio y la investigación de las modalidades relacionales de los seres humanos.

Utiliza para ello:

- Herramientas básicas, como la voz, el sonido, la música, los instrumentos musicales, el silencio y todas las formas rítmicas y sonoras manifestadas y/o percibidas a través del cuerpo, los objetos y los medios analógicos y digitales de producción, reproducción, edición y comunicación.
- Herramientas fundamentales como la observación de los modos relacionales, la interpretación de su sentido y significación y la articulación de estas instancias con la problemática del paciente y una adecuada intervención terapéutica.

Metodología:

La metodología empleada en la atención preventiva, terapéutica o recuperativa de las personas se basa en esta observación de las modalidades acústico-relacionales, en la interpretación de las escenas analógicas que a partir de ellas se manifiestan y en una modalidad de intervención no invasiva, de respeto por la iniciativa del paciente y de su singularidad como sujeto.

Formación del musicoterapeuta:

Se realiza desde un posicionamiento teórico que toma en cuenta al propio musicoterapeuta y sus atravesamientos personales, profesionales e institucionales, al paciente, su padecimiento y el contexto socio/familiar, las herramientas básicas y fundamentales y las modalidades de abordaje individual, grupal, familiar y comunitaria.

Clínica:

El proceso de tratamiento musicoterapéutico comprende todas las instancias de recepción de la consulta espontánea, entrevistas de admisión, apertura y confección de la historia clínica, examen clínico musicoterapéutico, diagnóstico e indicación, estrategias de conducción, dirección de la cura, tratamiento propiamente dicho y sus contenidos (iniciativa del paciente, disponibilidad del musicoterapeuta, investiduras, analogías, modalidades relacionales, figuras representativas), análisis de la tarea clínica (modalidad de supervisión y control del accionar del musicoterapeuta y la evolución del paciente), aplicación de los criterios de alta, finalización del tratamiento y cierre de la historia clínica.

Campo de acción:

La Musicoterapia se ubica en el campo de las ciencias de la salud como profesión autónoma, fundamentando su accionar en la aplicación sistemática de los resultados obtenidos como producto de la conceptualización de su práctica clínica.

Auténticos orígenes de la musicoterapia

Para hablar de la clínica musicoterapéutica y del proceso que se pone en juego en esta práctica profesional, debemos erradicar totalmente la asociación impuesta que deja ligada nuestra disciplina al uso de la música y sus supuestos "efectos" por parte de diferentes personajes (brujos, filósofos, hechiceros, chamanes, médicos, psicólogos, etc.) que, en distintos momentos de la evolución del ser humano y especialmente en el siglo XX, pretendieron historizar a la Musicoterapia tomándolos como sus referentes naturales.

Esta verdadera desviación tuvo como consecuencia principal que la Musicoterapia fuera reconocida sólo por maniobras esotéricas, aplicaciones de sonidos sanadores, magia y misterio de sus efectos, la fascinación estética de la música y una interminable lista de técnicas y métodos "aggiornados" pero que en ningún momento se ubican dentro del campo científico y la rigurosidad, responsabilidad y compromiso profesional que eso exige.

El musicoterapeuta y su función

Sabido es que, en general, los musicoterapeutas y estudiantes están expuestos a un bombardeo de ocurrencias que los dispersan y confunden acerca de su rol profesional. Estas ideas nacen frecuentemente de profesionales de otras disciplinas que, instalados en las carreras de musicoterapia, utilizan conceptos vagos que precarizan la fundamentación teórica del accionar del musicoterapeuta y así forman profesionales que, lejos de competir con ellos, se prestarán a secundarlos y avalarlos como terapeutas principales y conductores de los tratamientos.

Los deslizamientos hacia la estética, la expresión o la creatividad, en reemplazo de los objetivos terapéuticos, son promovidos por los propios musicoterapeutas en un intento de encontrar especificidad a sus estrategias de atención y como resultado de una formación más orientada hacia el uso de los recursos y la experimentación que al entendimiento de la problemática del paciente (que, obviamente, es asumida así por otros profesionales).

La tendencia a la dispersión por parte de un gran sector de nuestra comunidad nos ha mostrado la necesidad de promover los espacios de encuentro y transmisión y es así que ya en el año 2003 la 2ª Conferencia Argentina de Musicoterapia Clínica estuvo totalmente dedicada a difundir la tarea de los equipos y grupos de trabajos de los musicoterapeutas que día a día contribuyen a consolidar nuestra profesión.

Sabemos que la insistencia para que los musicoterapeutas nos "insertemos" laboralmente casi exclusivamente a través de los equipos así llamados "interdisciplinarios", y el sobredimensionamiento de la eficacia atribuido a estos dispositivos, no ha tenido buenos resultados en cuanto a la jerarquización de nuestra función. Siempre quedamos en una posición desde la que no podemos conducir los tratamientos ni tomar decisiones, las que quedan permanentemente en manos de los coordinadores, cargo que, significativamente, muy rara vez está ocupado por alguno de nosotros.

Diferente es la situación cuando las discusiones y decisiones son tomadas en un equipo de musicoterapia y quien conduce el tratamiento es un musicoterapeuta, decisiones que luego pueden ser confrontadas institucionalmente (interconsultas, ateneos, etc.). Existe entonces un grupo de profesionales de la misma disciplina que sostiene y respalda cada determinación y marca un contraste muy evidente con la soledad y el aislamiento al que se ven sometidos muchos colegas en institutos y establecimientos pseudo-terapéuticos.

A partir de estos conceptos, se va recreando entre nosotros un contenido que, hasta ahora, muy pocas veces se desarrolló en los espacios ocupados por entes corporativos de la musicoterapia nacional e internacional.

El escenario acústico-relacional es uno de los más fieles resultados de esta definición acerca de lo que hacemos, cómo lo hacemos y, fundamentalmente, por qué y para qué hacemos lo que hacemos.

En él se juegan todos los atravesamientos del musicoterapeuta, se despliegan las escenas que denotan la problemática de nuestros pacientes, se fundamentan y registran nuestras acciones y quedamos claramente responsabilizados institucionalmente.

VIEJAS Y NUEVAS RECETAS

Construyendo otra historia para la Musicoterapia

No es posible jerarquizar nuestra disciplina, ni tener clara la función del musicoterapeuta, insistiendo con la aplicación de las viejas recetas de las "definiciones" de la musicoterapia, que nos ubican siempre dependientes de otros profesionales, ni de las nuevas, sujetas a rígidos o etéreos métodos y modelos que nos dejan dependientes de nuestras propias herramientas o centrados en defender y tranquilizar al musicoterapeuta, a costa del sometimiento del paciente.

Planes de estudio, eventos, supervisiones, prácticas, seminarios, publicaciones y otros espacios, son cuestionados por nosotros en sus contenidos generando, a la vez, nuevas instancias que promuevan repensar la Musicoterapia, sin atarla a esas recetas, desarrollando conceptos y fundamentos específicos de nuestra profesión y posicionando la función del musicoterapeuta en concordancia, similitud y equivalencia con los demás profesionales de la salud.

Pensamos que, para ello, no es necesario afirmar nuestra identidad a través de la expectativa de obtener un supuesto lugar de reconocimiento desde la medicina o la psicología, como reiteradamente, y a lo largo de la historia, se nos hizo creer, para justificar la ubicación de las carreras instaladas bajo la supervisión de esas facultades.

Los profesionales de la salud tenemos un objetivo y denominador común: lograr la curación del paciente, fundamentando y ejerciendo autónomamente cada disciplina.

Entonces, los musicoterapeutas necesitamos construir y reconocer nuestro lugar explicándolo y conceptualizándolo claramente pero, básicamente, entre los que integramos y sostenemos los equipos, dispositivos y servicios de Musicoterapia. No es posible que los musicoterapeutas sigan "explicando" y "justificando" ante los médicos y los psicólogos lo que hacen con sus pacientes, apelando a la misma retórica descriptiva de las "producciones sonoras" o de los resultados de la "aplicación" de tal o cual técnica o modelo, olvidándose del análisis de los fantasmas y de la problemática del paciente, y relegando su protagonismo al cumplimiento de una consigna o propuesta inductiva.

En su lugar vuelven a aparecer, una y otra vez, los efectos instalados en el imaginario social por nuestros fundadores, que apuntan siempre a situar la imagen del musicoterapeuta en una diversidad de "funciones" que van desde la pedagogía a la magia, pasando por la estética, las "psicoocurrencias" o las "corporo-sonoridades", las multimodalidades, los jingles o la infinidad de mediocridades publicadas en la web, como si fueran artículos científicos y que sólo dan cuenta de una pobre y confusa imagen de la Musicoterapia .

La inmensa mayoría de estudiantes y egresados ha tenido y tiene la sospecha de que algo no anda bien en la musicoterapia con que se forman o la que ejercen en su práctica clínica, y frecuentemente opta por resignarse o "hacer la suya" o recurrir a los "referentes" de turno para intentar resolver esta situación; pero lejos de encontrar una solución a su problema vocacional o profesional terminan abandonando la profesión, o aislándose y ejerciéndola de acuerdo con lo que se les va ocurriendo en el camino, o recibiendo una tranquilizadora "supervisión" que, mediante el pago correspondiente, encuadrará su descripción clínica para que concuerde con algunos de los recetarios oficiales.

- Ya hemos dicho basta a la Musicoterapia de los "modelos", los "métodos" y las consignas invasivas.
- Basta a la Musicoterapia de los "efectos", las inducciones y las estimulaciones.
- Basta a la Musicoterapia dependiente de otras disciplinas.
- Basta a la Musicoterapia entendida como mezcla de medicina, psicología y música.
- Basta a la Musicoterapia de los "talleres", las "actividades" y la recreación.
- Basta a la Musicoterapia que se distancia de las ciencias de la salud y se confunde con terapias "alternativas".
- Basta a la Musicoterapia de los docentes que la ignoran, la denigran y la tergiversan y que "estiran" sus clases por falta de contenido.
- Basta a la Musicoterapia de docentes y autoridades que no la ejercen como su profesión.

- Basta a la Musicoterapia de los docentes que se ofrecen como terapeutas de sus alumnos.
- Basta a la Musicoterapia de carreras con planes de estudio vacíos de contenidos específicos, llenos de generalidades y colonizadas por otras disciplinas.
- Basta a la Musicoterapia dedicada a "mejorar la calidad de vida" en vez de a la curación con todas las letras.
- Basta a la Musicoterapia "preventiva", de los "embarazos", los "discursos sonoros" o los "canales".
- Basta a la Musicoterapia de la "expresión", la "comunicación" y la "creatividad" como sinónimos de mayor salud.
- Basta a la Musicoterapia de los "pluri", "multi" y tutti quanti modos.
- Basta a la Musicoterapia de los personajes, "popes" y referentes no representativos.
- Basta a la Musicoterapia de una "interdisciplina" hegemonizada por médicos y psicólogos.
- Basta a la Musicoterapia de las definiciones breves y sin contenidos.
- Basta a la Musicoterapia de los grupos pre-armados por otros profesionales y directivos.
- Basta a la musicoterapia centrada sólo en la dinámica grupal
- Basta a la Musicoterapia de "supervisores" que jamás pisaron un hospital.
- Basta a la Musicoterapia de la bibliografía superficial, repetitiva e inespecífica.
- Basta a la Musicoterapia de las asociaciones cómplices de la desjerarquización laboral y científica.
- Basta a la Musicoterapia dominada por los mismos de siempre, sus "representantes" y sus "continuadores".
- Basta a la Musicoterapia de organizaciones mundiales, continentales y nacionales que no representan a nadie.
- Basta a la Musicoterapia de los congresos reiterativos y ausentes de nivel científico.

- Basta a la Musicoterapia con “musicoterapeutas” post-graduados.
- Basta a la Musicoterapia de la recreación –estimulación–entretenimiento en las aulas, los geriátricos o los centros de día.
- Basta a la Musicoterapia de la planificación, las “fichas”, los “objetivos” y las “evaluaciones”.

Introducción

¿Por qué Musicoterapia y Salud Mental?

La existencia de la Musicoterapia y su relación con la Salud Mental es posible a partir de una transformación muy importante que se produce en el campo del tratamiento de las enfermedades psíquicas.

En la Argentina, este campo estuvo, hasta la década del '60, casi exclusivamente en manos de la psiquiatría clásica.

Con el advenimiento de la moderna psicofarmacología y de las concepciones psicoanalíticas al terreno de la clínica hospitalaria comienza a desarrollarse el concepto de interdisciplina, motorizado por la incorporación de otras especialidades no psiquiátricas al tratamiento de los pacientes.

El Dr. Mauricio Goldenberg y su equipo impulsaron una serie de concepciones que se caracterizaban por utilizar todo tipo de abordaje posible en los tratamientos tanto de consultorios externos como de internación, de la promoción de la salud mental a través de las acciones sobre la comunidad y también de los, entonces recién incorporados, dispositivos de Hospital de Día.

Estos movimientos culminan con la elaboración de un Plan de Salud Mental para la Ciudad de Buenos Aires (1968) por el cual se crean los principales (llamados así a partir de ese momento) Servicios de Psicopatología en los hospitales generales y también con la creación de los Centros de Salud Mental, estructurados como efectores especializados en la asistencia, prevención y rehabilitación de la enfermedad mental.

Ya en este primer Plan se contemplaba que "*...con la incorporación de otras disciplinas de la conducta y de la integración de sus técnicas aumentan los instrumentos adecuados para encarar estos problemas...*", para señalar más adelante:

> 4.2.1. - Que el cuidado de la salud debe ser encarado por equipos de trabajo interprofesionales, lo que en el campo específico de la salud mental implica la necesidad de formar equipos en los que estén representadas las diversas profesiones relacionadas con las ciencias de la conducta, *por lo cual deberían estar representados en el escalafón municipal, profesionales como el psicólogo, el terapeuta ocupacional, el sociólogo, etc.*
> 4.2.2. - *Que las reglamentaciones estructurales y de funcionamiento deberían ser susceptibles de modificación para adecuarlas a la aparición de nuevas necesidades (nuevas profesiones y nuevos establecimientos) en el cuidado de la salud de la población.*

Al incorporarse paulatinamente las distintas disciplinas que interactúan en la tarea de los equipos, para lograr una cada vez mayor comprensión de la patología psíquica, y luego de pasados casi quince años, en 1983 la Musicoterapia encuentra su primer lugar legal de reconocimiento dentro de la estructura de la Salud Pública (Inclusión de la "Función Musicoterapeuta" dentro de la Carrera Profesional Hospitalaria de la Municipalidad de la Ciudad de Buenos Aires).

Este lugar se ha ido definiendo lentamente al advertirse que la implementación de la técnica de abordaje que plantea la Musicoterapia representa una modalidad que amplía la posibilidad de tratamiento de problemáticas que, hasta el momento, han presentado sólo obstáculos y complicaciones a las disciplinas psicoterapéuticas convencionales.

La Musicoterapia tiene por objeto promover la conciencia y el análisis de los modos acústico-relacionales vinculados directa o indirectamente con la génesis y/o la sintomatología de los distintos cuadros patológicos, en función de producir modificaciones o transformaciones que posibiliten la prevención, disminución o desaparición de los padecimientos y las secuelas que la acción de la enfermedad ejerce sobre las personas, los grupos familiares y la comunidad.

El Musicoterapeuta, para tal fin, utiliza como recursos específicos de su exclusiva incumbencia: *el sonido, la música, la voz, los instrumentos musicales y todas las formas rítmicas y acústicas expresadas o vivenciadas a través del cuerpo, los objetos y los medios analógicos y digitales de producción, reproducción, edición y comunicación.*

Los abordajes en salud mental, basados en estas acciones, los objetos, el cuerpo, las producciones artesanales, la expresión acústica, la comunicación sonorizada y musicalizada, exponen de una manera directa las modalidades de relación y las problemáticas y los síntomas asociados a la patología de cada paciente. Este podrá así jugarlas, individual o grupalmente, en forma de escenas significativas, para luego asociarlas, conciente o inconcientemente, con / a otras situaciones análogas ya vivenciadas en su historia personal y desde allí mejorar su capacidad para enfrentar el conflicto a través de enriquecer las posibilidades de análisis y elaboración.

Esto significa rescatar para el tratamiento el valor simbólico que adquiere un movimiento, un gesto, una postura o una expresión sonorizada, el contacto con un objeto o instrumento que, en la mayoría de los casos, se equiparará al de la expresión verbal. Es la presencia de la palabra que encuentra sustento en formas de lenguaje de significación más abiertas, característica ésta que le confiere por un lado una mayor riqueza a los matices de la expresión y la percepción y, por otro, una facilitación de la emergencia de la conflictiva personal.

Si consideramos la existencia de factores constitutivos que nos inducen a la autoconservación, a la actividad gregaria, a la reproducción y, por último, a la desintegración, podemos decir que su representación a nivel psíquico aparece expresada, en lo manifiesto, como modos de acción y relación ligados a la sexualidad, el poder, el amor, la agresión, la destrucción, etc.

La particularidad que adquiere para cada individuo el manejo de estos aspectos estará signada por las características de sus primeras experiencias relacionales, principalmente sensoriales, motrices y acústico/relacionales, y serán éstas, en gran medida, las que determinarán el futuro desarrollo de su estructura de personalidad.

Como al emplear los recursos de la esfera acústica, tanto expresivos como receptivos, estamos recreando de alguna forma muchos de los contenidos y representaciones jugados en el desarrollo de éstas primeras experiencias fundantes, podemos afirmar que ninguna posible significación, dentro del campo de la Musicoterapia, escapará a esta particular forma de estructuración psíquica que tenemos los seres humanos.

Por lo tanto, el sentido último de las acciones, relaciones, comunicaciones, transformaciones, etc., quedará enmarcado en esta especificidad de la cultura que condiciona nuestra evolución como personas y, al mismo tiempo, también enmascarado por los peculiares desarrollos de cada personalidad.

De esta manera, cultura y singularidad interactuarán dialécticamente resultando indispensable la realización de un trabajo analítico que devele la significación y el sentido de su contenido.

Es por ello también que al utilizar esta modalidad de abordaje nos encontramos, necesariamente, incursionando en un terreno donde la significación simbólica se amplía y las analogías de forma, función sensación o situación se constituyen en la vía de acceso privilegiada desde donde es posible realizar una mejor decodificación de la experiencia.

El investimiento del propio cuerpo, del cuerpo del otro, de los objetos, de las imágenes, de los sonidos, de las estructuras musicales permite una reconexión con aquellas modalidades acústico-relacionales arcaicas, inconscientes, cristalizadas, ubicadas en la base de la sintomatología; a partir de ahí el resultado dependerá, en gran medida, del posicionamiento, adecuado o no, que adopte el musicoterapeuta para intentar las modificaciones orientadas hacia la cura.

La utilización ingenua e indiscriminada de estos recursos no ha favorecido su adecuada valoración y, en consecuencia, no permitió una aplicación clínica rigurosa basada en las necesarias conclusiones teóricas derivadas de la investigación.

Es así como su implementación quedó muchas veces en manos de terapeutas de otras especialidades, o de profesionales que, empíricamente, se han manejado sin poder medir los alcances de sus intervenciones ni superar el nivel de la acción intuitiva.

La exigencia de una formación del musicoterapeuta realizada a través de la experiencia y vivencia personal de relación con los objetos acústicos, los sonidos, la propia voz, la música y los fenómenos promovidos por ellos, es la que le permitirá tener registro de los propios aspectos que se movilizan cuando son puestos en juego en los tratamientos.

Las acciones motrices y el cuerpo del terapeuta quedan también involucrados y existe un mayor riesgo de actuación, tanto por parte del paciente como del musicoterapeuta. Asimismo, la claridad con que a menudo queda expuesta la problemática de los pacientes requiere de un cuidado especial en cuanto a la regulación de las intervenciones interpretativas.

Es en este contexto que la proyección inconciente de las propias fantasías o los deseos de manipulación (también inconcientes) para lograr que sea el paciente el que las escenifique, se constituyen en posibles obstáculos que deben, necesariamente, ser analizados cuando se utilizan recursos que se ubican en esa extensa región situada entre el cuerpo y la palabra, *región que es un campo específico de investigación y aplicación de la Musicoterapia.*

En este libro quiero plantear las posibilidades, los riesgos y las limitaciones que impone el ejercicio profesional de la Musicoterapia.

En los últimos 22 años (en esta nueva edición, diez años más) he tenido la oportunidad de ejercerla, tanto en el ámbito del hospital público como en el del consultorio privado, y he tratado de sintetizar los resultados de esa práctica en conceptualizaciones que siempre estén en relación directa con ella.

Es mi intención ser lo más claro e inteligible posible y, aunque el texto no pueda reemplazar la experiencia vivencial, espero que el contenido sea un incentivo para el desarrollo de nuevas investigaciones y para la capacitación permanente de todos los musicoterapeutas y también de otros profesionales que estén interesados en ampliar sus conocimientos sobre la Musicoterapia.

Capítulo 1
ELEMENTOS DE MUSICOTERAPIA

1. EL SONIDO

1.1 La dimensión acústica

Los objetos, al igual que los seres vivientes, mantienen relaciones con su entorno las que implican procesos de "desgaste y acumulación" donde también aparecen, en el caso de los seres vivos, transformaciones físico-químicas que dependen de su grado de complejidad.

Estos intercambios sirven para lograr ubicación y obtener la información que el medio pueda proporcionar para así mantener y mejorar la propia existencia.

Los "captores" o sentidos se encargan de recibir esta información siendo esas sensaciones perceptibles producidas, en su mayoría, por fenómenos vibratorios.

El radio de acción perceptual de los diferentes sensorios varía desde las sensaciones propioceptivas limitadas a nuestro interior, pasando por el gusto que se ubica en una zona interna pero cercana a la superficie, el contacto que se establece a través de la envoltura del cuerpo, el olfato que permite la captación desde un cierta distancia, la mirada que extiende el campo visual a través de la multiplicidad de imágenes y, por último, la audición que amplía las características de dicha extensión incorporando a la percepción sonora la capacidad de reversibilidad a través de la emisión vocal.

Con el sonido, tomamos información del medio a través de una función receptora y también podemos volcar información hacia el exterior en una función emisora.

Con la aparición de la grabación fono-mecánica y fono-magnética y, más recientemente, la digitalización de los sonidos, se logró la posibilidad de la reproducción y manipulación de los sonidos y la música, pero en este caso aplicando e intercalando un proceso productivo que logra una evocación virtual del fenómeno que les dio origen.

El universo sonoro en que nos hallamos inmersos abre un espacio atravesado por los más diversos mensajes acústico-relacionales que son los que contribuyen a marcar el desarrollo de cada ser humano y que lo inscriben en una particular trama cultural.

1.2 Algunos aspectos acústicos y psicoacústicos

Materia, forma y características del sonido

La materia se diferencia por sus cualidades sensibles. Uno percibe rugoso con el tacto como resultado de un movimiento; cuando la magnitud de ese movimiento es mayor de la que puede asumir el sensorio, se produce motricidad; en ambas situaciones la percepción se origina en el movimiento, pero en el primero sólo se recibe como cualidad de superficie.

El espectro, la cualidad de superficie y la altura forman parte de las características materiales del sonido, siendo acompañadas además por los efectos senso-afectivos que generan los mensajes de movimiento.

Otros aspectos están relacionados con las cualidades de intensidad, de timbre y de temporalidad en sus dos acepciones de duración y velocidad.

Es así que, cuando percibimos el sonido, lo hacemos registrando la materia y la forma de un objeto que se manifiesta perceptivamente móvil: cuanto más coincide con el tiempo vital humano, mayor y mejor es su reconocimiento.

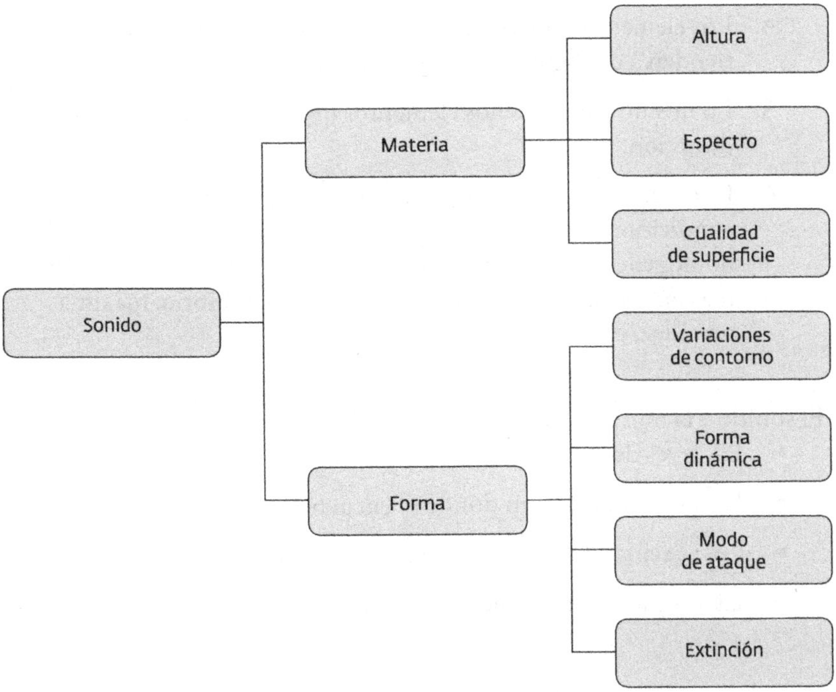

La percepción de la forma es también la percepción de la totalidad de un campo perceptual: existe una autorregulación dinámica que determina que, por ejemplo, lo grande y lo pequeño esté en relación con nuestro cuerpo, con su totalidad.

Estos sistemas establecen los campos de percepción, existiendo un límite donde, por fuera de esos campos, la percepción cambia de características (calor-dolor).

Leyes de la Gestalt:

1. A igualdad de situaciones perceptivas para todos los elementos que forman un conjunto, tenderemos a producir unidades formales con aquellos objetos que se encuentren más cercanos entre sí (tensión natural a unirse).
2. Lo mismo sucede con aquellos objetos semejantes o iguales.
3. Los límites que circundan una superficie tienden a percibirse más fuertemente como unidades formales; percepción de la forma por los bordes (en música también).

4. Los elementos que conforman una misma curva o destino común tienden a configurar unidades formales.
5. Lo mismo para aquellos elementos que se mueven en una misma dirección.
6. La organización psicológica será siempre tan excelente como las condiciones dominantes lo permitan (simetría, armoniosidad, homogeneidad, etc.). Cuanto más cerca de la autorregulación, más fácil será la percepción (regularidad, equilibrio, máxima sencillez, etc.).

El sonido y la música son modelados por:
- Las leyes de la percepción.
- La "grilla" cultural en donde se encuentran entramados.
- Los sistemas de organización a los que son sometidos.
- Las características del mensaje que se quiere transmitir a través de ellos.

2 LOS OBJETOS EN LA MUSICOTERAPIA

2.1 El sonido y el cuerpo

Voy a considerar a la voz, los instrumentos, el sonido y la música como los objetos que la Musicoterapia utiliza de manera prioritaria.

Para definir a esos objetos, su significación y su valor de utilización dentro de la Musicoterapia tomaré en cuenta algunos conceptos y desarrollos teóricos más generales para luego referirlos a nuestro quehacer específico.

Comenzaré con esta cita, sobre la que volveremos más adelante, y que se refiere estrictamente a las condiciones en que los seres humanos nos relacionamos con nosotros mismos y con el mundo circundante.

"*Estás condenado por y para toda la vida a una puesta en pensamiento y en sentido de tu propio espacio corporal,de los objetos-meta de tus deseos, de esta realidad con la que deberás cohabitar, que les asegure para siempre permanecer como soportes privilegiados de tus investiduras*".

(Piera Aulagnier).

La relación con los objetos, sigue , en general, los siguientes pasos:

1. Se toma contacto a través de los distintos sensorios.
2. Se reúnen todas las sensaciones y se las asocia.
3. Se establecen consciente e inconscientemente analogías con lo ya conocido.
4. Se construye una representación interna.
5. Se inviste de afecto esa representación.

La adherencia que todos estos aspectos alcancen entre sí determinará la trascendencia que ese objeto tendrá para quien con él se relacione.

Podemos establecer además un ordenamiento del contacto, la percepción y la expresión acústica desde el exterior al interior de una persona:

- Sonido ambiental.
- Sonidos pre-registrados no generados por el oyente.
- Sonidos pre-registrados por el propio oyente.
- Sonidos instrumentales de ejecución indirecta (baquetas, sistemas electrónicos o mecánicos, etc.).
- Sonidos instrumentales de ejecución directa (a través de las manos, la boca).
- Sonidos corporales superficiales.
- Sonidos corporales de origen interno y trascendencia externa (aparato fonador).
- Sonidos corporales internos (respiratorios, intestinales, cardíacos).

2.2 La voz

El grito, el gesto sonorizado y el canto

La emisión de la voz es el resultado del intento por recuperar una fusión con el cuerpo materno , compensación de una pérdida que encuentra un instrumento apto, en el grito de dolor o de llamada, para llenar ese espacio interpersonal de contacto.

La voz puede definirse entonces como una prolongación multidimensional del cuerpo y como objeto simbólico que ocupa el espacio fusional entre las personas.

Se trata de un intento de investir el cuerpo como receptor, en su función de escucha, recubriendo otros objetos deseados, aprehendiéndolos, controlándolos, etc., y también como instrumento-objeto productor sonoro y musical.

La reiterada expectativa de utilización de la voz sólo en sus aspectos verbales hace que las demás formas de expresión vocal pasen más o menos rápidamente a un segundo plano.

El gesto sonoro y el grito serán aceptados entonces solamente cuando se encuentren dentro de las convenciones, ya que por fuera de ellas significarían una transgresión social o un acto de afirmación de la identidad que no siempre es bien tolerado.

El canto aparece como una posible forma de comunicación que, aunque respetando ciertos sistemas organizativos culturalmente acordados, abre una puerta al mundo emocional más auténtico de la singularidad de una persona.

Pero esto de llegar a la emisión de la propia voz implicará siempre un "trabajo" de re-conexión con modos primarios de relación con el mundo.

Esta "propia voz" como parte del "propio cuerpo" es la que "hablará sin palabras" sobre las características de la personalidad de quien la emite. Hablará sin palabras porque su soporte expresivo no pertenece al campo estrictamente racional sino que se nutre principalmente de contenidos tónico-emocionales.

Podríamos decir que vocalmente una persona se muestra, se expone casi como si perdiera el "ropaje social" que la protege; obviamente tomará todos los recaudos posibles para que esta acción no pueda ser utilizada por el otro (en este caso nosotros, los musicoterapeutas) con fines de manipulación o de sometimiento.

Es en el grupo donde la voz adquiere significaciones diferentes ya que comienzan a operar otros factores (especialmente de la dinámica interna y de la influencia de las distintas culturas) que lo convierten en un espacio muy especial, donde "sacar la voz" junto a otras personas, que también lo hacen, representa una acción ritual y fusional de alto contenido emocional.

Quisiera transcribir aquí algunos conceptos vertidos por la Lic. Marta B. de Guberman en ocasión de presentar su monografía para mi cátedra de Musicoterapia en el Doctorado de Psicología Clínica de la Universidad Kennedy.

Ya desde el título: "*Algunas evocaciones y vivencias en torno al grito y el silencio*" alguien que está haciendo su formación desde otras perspectivas psicológicas nos muestra su disponibilidad para entrar en nuestro campo conceptual.

Dice: "*Por alguna razón que desconozco tengo una hipersensibilidad a los gritos: me duelen. Y no siento el dolor en los tímpanos sino en las vísceras. Mi umbral es tan bajo que no discrimina ficción de realidad, debiendo quitar el volumen del televisor cuando hay gritos. Es obvio que para mí el grito sólo tenía connotación de dolor, asociándolo con la violencia y, en especial, con su forma más terrible: la tortura. Sin embargo, la lectura propuesta (selección de textos de Lapierre y Aucouturier) me abrió un panorama nuevo en cuanto a las significaciones del grito porque, entre otras cosas, también tiene que ver con el llamado y la autoafirmación. En cuanto lo leí evoqué una película, Heroína, que vi siendo aún estudiante. Era una película argentina basada en la novela del mismo nombre, escrita por el psicoanalista Emilio Rodrigué, dirigida por Raúl de la Torre y protagonizada por Graciela Borges. Tanto la película como el libro me habían gustado mucho porque su temática giraba en torno a una conflictiva psicológica y a su tratamiento, pero lo que realmente me impactó fue la escena en la que la protagonista hace un brote psicótico. Ella era una joven sumamente tímida e introvertida que había nacido en el sur y que al quedarse huérfana es criada por una tía en Buenos Aires (solía decir que la ausencia del viento la ahogaba).*

Era traductora, por lo que es contratada para un Congreso Internacional de Psicoanálisis. Cumplía normalmente su tarea hasta que le tocó traducir a un psicoanalista que proponía una técnica que él mismo llamaba "el grito de mamá", consistente en solicitarle al paciente que llamara a su madre. La protagonista, traduciendo al expositor, comenzó a repetir: mamá, mamá. Pero poco a poco fue levantando la voz llamándola cada vez más fuerte, siendo evidente que ya no estaba traduciendo, hasta que el llamado se transforma en un grito angustioso. De pie en su cabina, con la mirada fija en el vacío y totalmente shockeada, grita incontenIblemente: ¡mamá!, ¡mamá!, ¡mamá! Esta evocación me permitió plantear el siguiente concepto: el sonido modulado por una carga afectiva vehiculiza un mensaje distinto del de los semantemas codificados. En este caso la palabra mamá vehiculiza varios mensajes infraverbales al mismo tiempo: amor, angustia, miedo, llamado, pedido de ayuda, todo se condensaba en ese grito que se proyectaba en el espacio invadiéndolo todo y, por qué no, también a los espectadores. Terminada la crisis e internada en un sanatorio, la joven entra en mutismo. ¿Será que el silencio es lo contrario del grito en tanto es ausencia en vez de presencia? Decidí seguir evocando, y ese ejercicio me llevó a un recuerdo de la pubertad, cuando aparecieron los Beatles, cuando en los asaltos o en pequeños grupos nos juntábamos alrededor del Winco y esperábamos ansiosos ese momento de "Twist y gritos", cuando después de una pequeña escala tonal con la letra "a", venía el grito largo, salvaje, aturdidor... ¡Con qué placer gritábamos!, ¡con qué alegría nos movíamos!, ¡con qué tozudez defendíamos ese ruido! Porque para los adultos era eso, un ruido ensordecedor que no tenía nada que ver con la música. ¿Para ellos sería ruido porque no podían participar de él? Si el grito de Heroína era de llamado, el grito que dábamos con los Beatles era de autoafirmación, de oposición, de confirmación de una presencia. Después de estos recuerdos, y feliz porque había encontrado otra significación al grito, traté de buscar otras situaciones donde éste no tuviera que ver con el dolor. Recordé el mítico grito de Tarzán, mezcla de llamado y autoafirmación; gesto límite entre lo humano y lo animal que invadía todo el espacio sonoro de la selva con polisémica función: llamado, presencia, alerta de peligro, pedido de ayuda, amedrentamiento al enemigo... ¿Y en la vida cotidiana, fuera de la ficción? ¿Cómo interpretar el grito de las adolescentes en el recital de alguno de sus ídolos, sino como una forma de fusionarse entre ellos y con él? ¿Qué otro medio de expresión puede permitir semejante ocupación del espacio? El grito las une, las indiferencia, las uniforma; no hay edades, ni clases sociales, ni niveles culturales. Una única referencia, el ídolo, las unifica, las condensa alrededor de él, y por dos horas el espacio sonoro será igual que el espacio corporal, y todas serán parte del cuerpo de él, de su voz, de su cansancio, de su emoción. También se da otro fenómeno, porque el grito se alterna con el canto, y éste se acompaña con un movimiento de balanceo lateral, todas al mismo tiempo, logrando tal fusión que hacen sentir fuera y distinto a quién no participa de tal éxtasis. No es lo mismo que les sucede a los hinchas de futbol cuando gritan ¡gol! Pero como si el grito no les alcanzara, fusionan sus cuerpos en fuertes abrazos y gritan muy pero muy fuerte y muy largamente ¡goooool! porque, en este contexto, el grito no solo fusiona-indiscrimina a quienes lo gritan, sino que también los diferencia de los que no gritan, de los que no pueden gritar, ni saltar, ni abrazarse... solo miran resignados, envidiosos, esperanzados de que pronto ellos puedan hacer lo mismo. Pero así como comprendí que el grito no solo es dolor, también comprendí que el silencio no solo es ausencia. Es cierto que el silencio de ausencia es tal vez el más denso, baste pensar en un cementerio. Pero hay otro silencio, también denso, que no expresa ausencia de un otro, sino la protesta por dicha ausencia. Es el silencio de las marchas de silencio, ejemplo de organización popular que expresan presencia civil y exigencia a sus representantes. ¿Qué discurso podría ser más claro y más preciso para expresar el descontento por una justicia resbaladiza y condescendiente? ¿Qué forma de peticionar ante las autoridades podría tener más fuerza que miles de personas invadiendo las calles en absoluto silencio? También es presencia el silencio del minuto de silencio. En él pareciera que la persona evocada ocupase todo el espacio, como si el sonido se hubiera corrido para darle cabida. Resulta realmente conmovedor ese momento en el cual percibimos que mucha gente comparte el mismo sentimiento que nosotros, fusionándonos todos con el mismo recuerdo. ¿Y cuando un niño, sobre todo si es muy pequeño, decide no hablar? Nos mira a los ojos desde su estatura y, desafiante, mantiene la boca cerrada. Mezcla de osadía y tozudez, su silencio nos deja impotentes. Tanto es así que algunos adultos no lo toleran, respondiendo con violencia o con estupidez: ¿Te comieron la lengua los ratones? Muy diferente es el silencio que acompaña a una contemplación. Ver un amanecer, apreciar una bella obra, mirar a nuestros hijos... no es un silencio que reduce nuestra dimensión corporal, sino, al contrario, es un silencio que la extiende, la fusiona con el objeto contemplado. ¡Qué decir del silencio que se instala entre dos enamorados! ¿Acaso habría alguna palabra o sonido que pudiera expresar sus sentimientos? En estos casos, creo yo, el silencio, más aún que el ruido, es el que da volumen a nuestra existencia..."

Me parece muy importante este aporte de quien no va a ejercer de manera directa nuestra profesión, pues es de esta forma que otros terapeutas pueden incluir la musicoterapia en una interconsulta, o una posible derivación, o un trabajo en conjunto, desde un enfoque elaborado a partir de su propia vivencia y cuestionamiento.

2.3 Música e instrumentos musicales

La grilla cultural y su influencia en el ordenamiento de la expresión pulsional ponen de manifiesto la modalidad de transmisión de las normas y convenciones sociales que también se encuentran incorporadas a la estructura de las organizaciones musicales. El ritmo, la melodía y la armonía funcionan como organizadores externos que "ordenan", en la doble acepción de "el" orden y "la" orden, nuestra forma de relacionarnos y de conducirnos.

Así, la velocidad rítmica en la audición o la danza influirá directamente sobre el grado de profundidad afectiva y de calidad de la conexión que se establezca con el otro; a mayor velocidad, mayor contacto con la musculatura superficial voluntaria motriz y menor posibilidad de conexión con los movimientos tónico-afectivos.

En el mecanismo de evocación, las melodías investidas por los sucesos ligados a ellas tienen la función de mantener "intactos" los contenidos afectivos allí depositados y de producir una sensación de atemporalidad definida por la casi total ausencia de alteración en los recuerdos y por la posible inmediatez de su emergencia.

La "armonía" en la obra musical marca el ideal a alcanzar en los estados anímicos y las relaciones. ¿Existe una acción armonizante externa? ¿En qué medida esta armonía musical puede ejercer su influencia sobre las personas?.

Para responder con seriedad a tales interrogantes tendremos que entrar en el terreno de la formación y evolución de la personalidad de un ser humano.

Esa evolución estará orientada por las vivencias de la fantasmática personal de cada individuo; vivencias que serán las encargadas de establecer la modalidad de dominio y manejo de sus propios impulsos.

Es el poder asociativo y evocativo de la música uno de los elementos fundamentales que la definen, y lo que siempre se buscó motorizar para promover una conexión emocional (ceremonias religiosas, celebraciones, batallas, danzas, rituales, desfiles, etc.)

En el caso de los instrumentos musicales, son objetos investidos, muchas veces, como verdaderas prolongaciones corporales y lugar de proyección en cuanto al sonido que producen, la forma de generación y de ejecución, su tamaño y estructura, los materiales con que están construidos, etc.

La importancia que asume la investidura y las posibilidades de utilización de los instrumentos musicales en musicoterapia está determinada por la carga que la persona pueda adjudicarle tanto al objeto en sí mismo como a su función de intermediación.

3. LENGUAJE Y SIGNIFICACIÓN EN MUSICOTERAPIA

3.1 Lenguaje verbal, para-verbal, pre-verbal

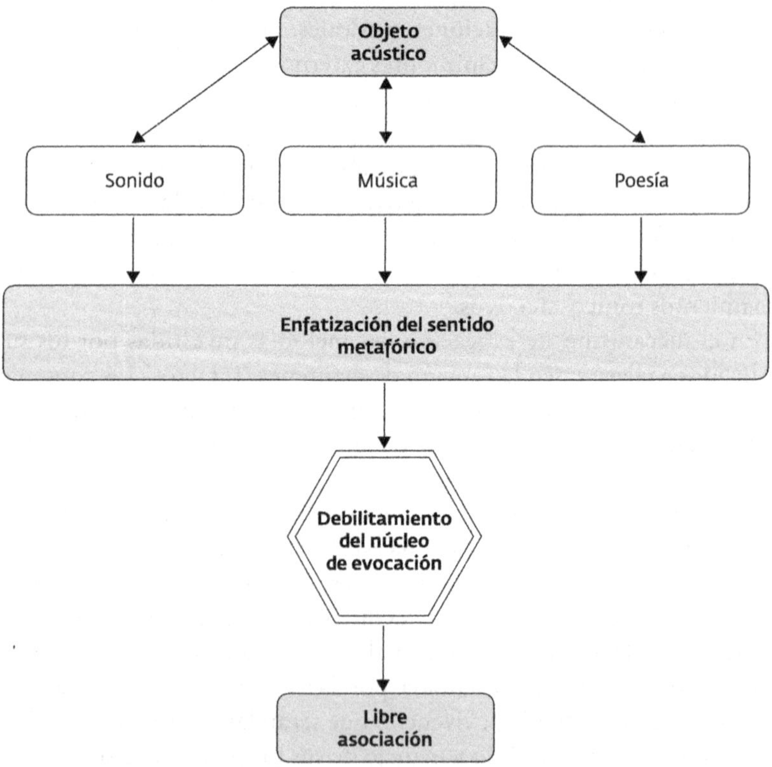

En este gráfico vemos cómo los objetos acústicos pre y para-verbales promueven la libre asociación aunque ésta se encuentre acotada y condicionada por una multiplicidad de factores, algunos ya mencionados.

El lenguaje verbal reproduce la realidad; diferencia los estados y las cosas de las situaciones y los objetos, aportando significación y acceso a lo simbólico.

El universo acústico para-verbal también contribuye con esta tarea de aportar sentido a los objetos, los actos y las relaciones, situándose para ello, y de una forma más directa, en el campo de las tensiones emocionales tónico-afectivas, campo en el que también las palabras deberán ubicarse para no estar vaciadas en su contenido.

Es por eso que el sonido, en su carácter de objeto móvil y etéreo, se sitúa, al igual que la imagen y el gesto, entre el cuerpo y la palabra.

Es el sonido que no está articulado como palabra pero sí sometido a algún tipo de organización que lo ubica en un punto que se halla más cercano o más alejado de la palabra y de los objetos por ella representados.

Existen también elementos de sonido con estructuras de expresión, acción o relación que no responden a la gramática de la palabra pero constituyen engramas acústico-relacionales que funcionan como modelos básicos en el diálogo y en la comunicación.

Si se utilizan sonidos que todavía guardan relación con el objeto, pero organizados musicalmente, el núcleo de evocación se debilita y se promueve la libre asociación; esta poética sonora sería el resultado de la relación dialéctica entre la información que el sonido trae, externa a sí mismo, y la organización a la que se lo somete.

También las palabras organizadas poéticamente tienen un núcleo de evocación no tan obligado como en el lenguaje común; hay una enfatización del sentido metafórico (más cerca de la música).

Ese amplio poder evocativo nos habla además de asociaciones sinestésicas, connotaciones determinadas por apriorismos culturales y un caudal de información no-verbal histórica, geográfica y socio-cultural.

3.2 Las analogías

Metáfora, metonimia, alegoría

Llegamos ahora al campo del pensamiento, de la lógica y la racionalidad y, más cercano a nuestro quehacer musicoterapéutico, del pensamiento analógico propio de la metáfora y la metonimia.

Este pensamiento analógico es el que predomina en la comunicación pre y para-verbal con los objetos y a través de ellos, con las personas y entre ellas.

Es una de las razones de por qué en Musicoterapia no se puede codificar cada objeto, situación o relación con una significación precisa.

Ya que existe una mayor cantidad de analogías personales que las que son compartidas, el musicoterapeuta tendrá que entender la vivencia del otro en la analogía que este estableció, tratando, al mismo tiempo, de no proyectar las propias.

Las decodificaciones de las analogías de forma, situación, sensación o función darán sentido al objeto en sí, a su modo de utilización y al contenido de las escenas relacionales.

Es la repetición de las escenas, y su relación con otras también analógicas, lo que produce gradualmente el entendimiento y los elementos necesarios para comprender qué valor tienen estos conceptos cuando de observar e intervenir en la práctica clínica se trata.

Es de fundamental importancia, por parte del musicoterapeuta, la disponibilidad para permitir el desarrollo de estas repeticiones.

Hago énfasis en este tema pues es frecuente asociar rápidamente las reiteraciones de una escena o de una acción con las estereotipias o el deterioro que pueda presentar el paciente.

La singularidad de cada paciente debe ser defendida por el musicoterapeuta en su accionar.

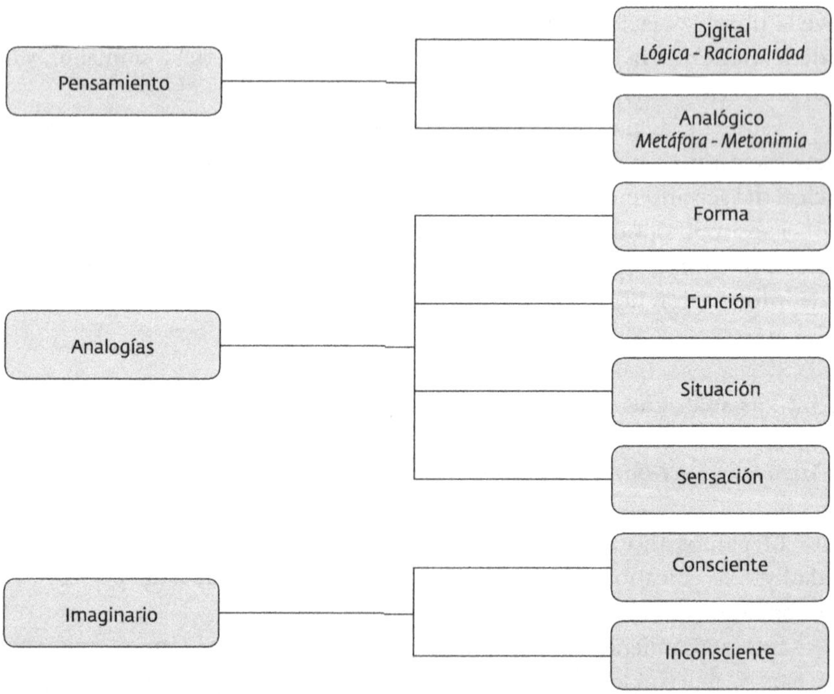

3.3 Los mitos y la música

Otro de los temas que puede ser importante de abordar es el de la música y los mitos pues para los musicoterapeutas forma parte del quehacer profesional cotidiano, siendo que el lenguaje musical ha sido utilizado siempre como uno de los medios y soporte de la transmisión de tradiciones, mitos y leyendas.

Las estructuras musicales son creadas en función de los mitos propios de las culturas que las sustentan; mitos cuyo sentido, en relación con la música que los transmite, queda enmascarado, transformado u olvidado por los efectos de la significación abierta de los sonidos por las organizaciones rítmicas, melódicas y armónicas a las que son sometidos y por las analogías, investiduras y representaciones personales que le van adjudicando sus transmisores a través del tiempo.

Lejos de pretender ahondar más de lo que esta comunicación me permite, tomaré, de entre las múltiples formas de expresión posibles en que pienso que la música aparece ligada a la mítica de los pueblos, los siguientes ejemplos:

1. Como transmisora de costumbres, hechos históricos, creencias populares, etc. Por ejemplo a través de las canciones infantiles latinoamericanas que, con las variaciones de cada región, están basadas en el cancionero español y europeo, y se constituyen así en transmisores directos de esa herencia cultural.
2. Con la adjudicación de propiedades y características necesarias para la resolución de una dificultad social o comunitaria. Tomando a la música como sanadora unida a la medicina y a la magia y permaneciendo así ligadas mientras fue indispensable que interactuarán para dar comprensión y alivio a los individuos.

Es importante destacar las relaciones entre la música, y los fenómenos sonoros y no sonoros asociados a ella, con las ficciones y alegorías que crean los pueblos para regir su vida y su conducta, ficciones cuya fuerza creadora se expresa muchas veces en el canto, el baile y la sonoridad de sus instrumentos musicales.

1. Las canciones infantiles

Una prueba de lo antedicho la encontramos en las canciones y rondas infantiles. Y también canciones de cuna que directa o indirectamente aluden al Niño Jesús y su mundo celestial y son las más simples manifestaciones del folklore musical y literario. Arrastran tradición de siglos y las que afloran en nuestro país y la mayor parte de América no son en esencia sino prolongaciones del cancionero popular español.(Coluccio)

Se hallan incorporadas a la imagen materna y al amamantamiento propiamente dicho.

Otro ejemplo está representado en las músicas que sirven de soporte a letras de algunas canciones como el caso de "Mambrú se fue a la guerra" que es de difusión casi universal y se origina en Inglaterra por la reacción popular ante la muerte del guerrero John Churchill, héroe de numerosas batallas. Aun así su transpolación a suelo americano hace que se incorpore por tradición oral al canto de los niños. Tiene un carácter mítico consciente muy restringido pero conserva toda la fuerza emocional de su relato.

Rondas, rimas, ritmos, aparecen en el imaginario infantil a través de las respuestas que las madres y otras figuras adultas importantes dan a las manifestaciones espontáneas de los niños. Se entrecruza así lo social con lo individual y familiar para dar lugar a una historia sonoro/musical que, con las peculiaridades y diferencias adquiridas, volverá a ser transmitida más tarde cuando sean adultos a sus propios hijos.

Los sonidos y frases musicales son así acotados, en cuanto a su poder evocativo, y pese a no ser significados verbalmente adquieren un sentido comunitario muy directo respecto de su contenido. Al estar ligados emocionalmente a esas primeras experiencias de relación, está de algún modo "garantizada" su transmisión a la próxima generación.

2. Las supuestas propiedades curativas de la música

En las más diversas culturas se ha estructurado el mito de la música como sanadora. Brujos, hechiceros, magos, dioses y semidioses le han adjudicado, a lo largo de la historia, propiedades curativas o, al menos, armonizadoras de las emociones.

La magia y la música en las culturas pre-alfabetizadas eran parte de una vida saludable y pacífica de integración con el medio que las rodeaba.

Parte de este mito es promovido por efecto de la multiplicidad de conceptos englobados en el término música y el tipo de lenguaje analógico que la caracteriza.

Según André Lapierre, el campo analógico es más que un lenguaje o una forma de expresión, es el pensamiento mismo del inconsciente. Es el lenguaje de la poesía, es un pensamiento por imágenes que tienen analogías, semejanzas entre ellas.

Por supuesto, la poética musical, al abrir su significación, permite por un lado ampliar la gama de atribuciones, en este caso las curativas, pero por otro nos exige a los musicoterapeutas sumergirnos en este mundo analógico para "desmitificar" algunos resultados y poder expresarlos con mayor rigor teórico y científico y en función de la comprensión de las técnicas empleadas en los tratamientos.

El contenido musical de un mito no tiene la precisión del relato verbal, pero en la música misma existen elementos, características, cualidades y modalidades que expresan esa complejidad de una forma más directa.

Son, estos, algunos de los elementos con que los mitos, expresados a través de la música, se constituyen en verdaderos representantes y organizadores sociales.

3.4 Simbología del sonido

Examinando ahora el significado simbólico de las características formales y materiales del sonido, podemos referirlas y asociarlas analógicamente con los movimientos corporales, las percepciones sensoriales, las actitudes personales, sus manifestaciones de matices y contrastes, etc.

Tales asociaciones están realizadas solo con un fin didáctico y deben tener el objetivo de ampliar nuestro registro de percepción y no para ser utilizadas como medio de "interpretación" de los contenidos del material expresado por los pacientes.

Hago esta aclaración para contrarrestar una tendencia bastante difundida entre algunos musicoterapeutas que rápidamente encuentran en una acción asociativa literal una forma de entendimiento que obstaculiza el esfuerzo reflexivo y elaborativo y tergiversa el contenido que el propio paciente quiere transmitir.

Estas y otras connotaciones subjetivas y contrastantes de las características del sonido podrán ser estudiadas e investigadas para evaluar su utilidad clínica teniendo en cuenta que la significación lineal descontextualizada solo puede traer confusión a la comprensión pues siempre debe estar referida a la singularidad del sujeto y de la situación que lo rodea.

Continuemos ahora con el análisis de las modalidades acústico-relacionales presentes en las actitudes y las posiciones que adoptamos frente a nosotros mismos y con los demás.

Estas estarán referidas, como ya hemos visto, a las singularidades de la evolución de la personalidad de cada uno y obtendremos de este análisis ciertas pautas orientadoras que nos indican cómo ha sido nuestro desarrollo personal en diferentes aspectos

Nos da una idea de cómo somos, nos mostramos y nos relacionamos "acústicamente hablando" y nos llevaría a caracterizar con bastante certidumbre aquellas modalidades sonorizadas de relación que uno va adquiriendo a lo largo de su vida y que no se diferencian significativamente de las otras formas de expresión a las que uno apela en la construcción de su trama vincular.

Cuando de realizar algún tipo de evaluación diagnóstica se trate, desde los parámetros específicamente musicoterapéuticos, estos elementos nos serán de gran utilidad en cuanto a la objetividad con que se vaya configurando el perfil de personalidad de cada paciente.

Siguiendo con este relevamiento, podemos mencionar también que al tener necesariamente que entrar en el terreno de lo temporal para percibir o generar el fenómeno acústico, existen, en consecuencia, recorridos y trayectorias sonoras que marcan situaciones de permanencia, de cambio y de retorno, así como distintas formas de repetición como las recurrencias (o vuelta a un tema inicial), la reiteración (o repetición del mismo elemento sin cambios) y la redundancia (o mayor inteligibilidad del mensaje).

Es llamativa la semejanza que estos procesos guardan con el desarrollo de las relaciones entre las personas, y esto nos permite incorporar nuevos factores que faciliten la observación y el entendimiento de las escenas y situaciones que se producen en los tratamientos de los pacientes y en la dinámica de los equipos de trabajo y de las instituciones.

4. EL PSIQUISMO EN MUSICOTERAPIA

4.1 Formación de la psiquis

Aunque de una manera acotada y de una forma sintética, considero indispensable tomar algunos aspectos básicos de distintas concepciones que del aparato psíquico se han desarrollado, pues pienso que nos permite a los musicoterapeutas centrar la observación de algunos fenómenos que de otra forma quedarían fuera de nuestro campo perceptual.

Realizo esta aclaración esperando que sea cual fuere el modelo teórico que se utilice para explicar la estructura de nuestro psiquismo, y por consiguiente la base de nuestra intervención como musicoterapeutas, éste deberá sostenerse desde la práctica y no a la inversa.

La situación actual de la Musicoterapia, pienso, exige esta postura para permitir que los desarrollos conceptuales alcancen a los empíricos, tan ampliamente aplicados durante muchos años (tal vez demasiados) sin el suficiente sustento teórico dentro del campo de la salud mental.

Algunos conceptos generales de la teoría psicoanalítica, que supongo son ya conocidos por ustedes pero que no está de más recordar, pueden ser un aporte valioso.

Dice Freud:

"El psiquismo aparece como una defensa que actúa como intermediaria en el acto reflejo medular (todo estímulo es descargado, inmediata y totalmente, por la vía motora) ya que a partir del nacimiento esa descarga resulta insuficiente porque el sistema nervioso está inundado de estímulos externos e internos, la cantidad de energía producida por los estímulos se transforma en displacer (calidad), y luego en memoria.

El displacer es modificado, por el amamantamiento, en satisfacción. La succión se convierte en un acto motor que lo hace desaparecer. La experiencia de satisfacción queda inscripta en el psiquismo como huella mnémica (memoria). De este modo el estímulo doloroso (el hambre) transforma su energía (cantidad) en afecto (calidad) y en memoria.

La evocación del objeto deseado instala el estado de deseo, en el cual éste es alucinado. La alucinación genera dolor y pone en marcha otra defensa que es la búsqueda de la identidad de percepción, o sea la coincidencia total entre la imagen deseada y la percibida.

Tensión - descarga motora (llanto y pataleo) - ayuda externa (acción específica) - experiencia de satisfacción - huella mnémica - mundo interno: objeto hostil - represión - objeto deseado - estado de deseo - identidad de percepción.

Todos estos procesos van formando al YO; el almacenamiento (huella mnémica), el aprendizaje de la acción específica (comunicación), la represión y el estado de deseo. Los dos últimos son mecanismos de defensa."

Freud postula también la existencia de dos procesos: el primario y el secundario.

"***El proceso primario*** *(regido por el principio de placer) busca descargar la excitación mediante el establecimiento de la identidad de percepción. La evocación del objeto deseado instala el deseo, por lo que se producen alucinaciones que generan displacer, con lo cual la movilización de defensas es mayor. La atenuación de ese proceso lleva al establecimiento del proceso secundario y el curso del pensamiento:*

El proceso secundario *busca la identidad del pensamiento. El acto de pensar se aboca a conectar los caminos entre las ideas, sin guiarse por las* *intensidades de éstas. En consecuencia, el proceso secundario es una atenuación del proceso primario, lograda por la intervención del Yo."*

El otro pilar de la postulación freudiana se centra en la primera tópica: división entre consciente, preconsciente e inconsciente y la segunda basada en la división Yo, Ello y Superyó.

4.2 Otra posible representación de nuestro aparato psíquico

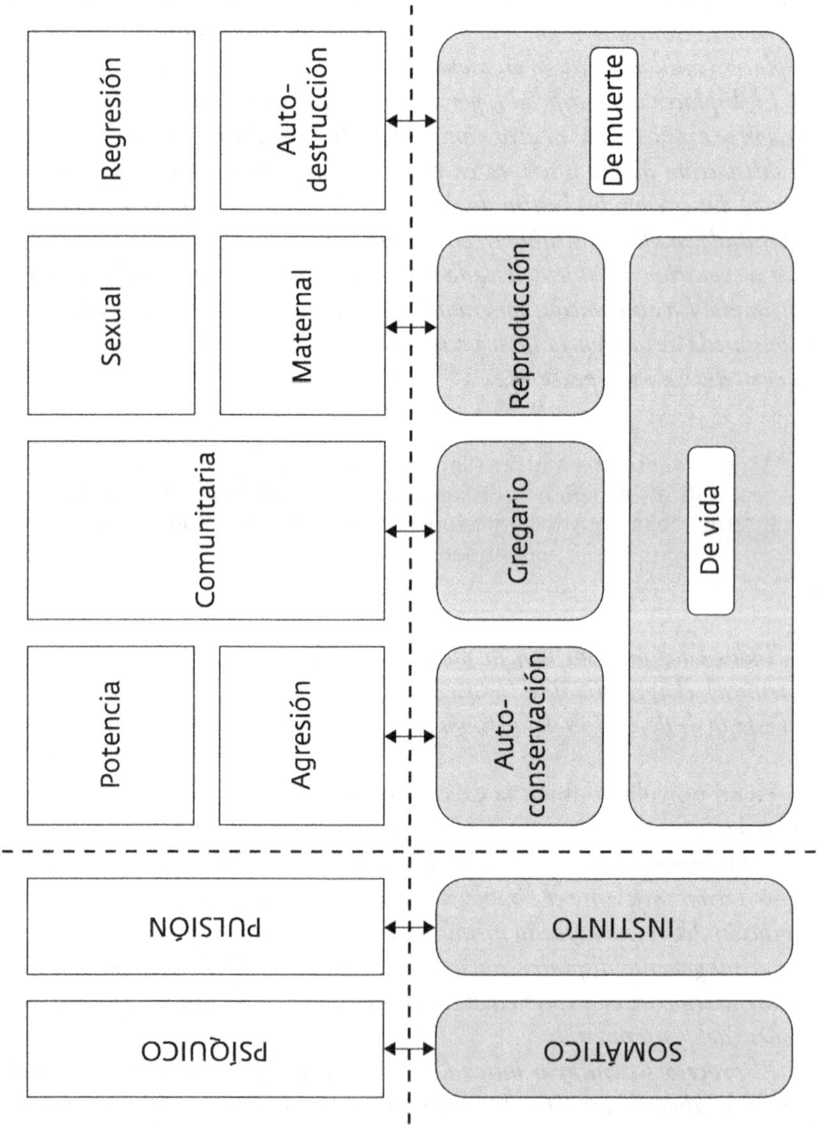

El gráfico, basado en conceptos de André Lapierre, nos muestra por otro lado un esquema, en extremo simplificado, sobre una representación posible de la estructura de nuestra psique.

Podemos visualizar dos campos diferenciados pero relacionados entre sí a través de una barrera permeable que los conecta. Se trata de lo orgánico o somático y lo psíquico; de lo instintivo y lo pulsional.

En el sector inferior están situados los tres principales instintos que parecen gobernar nuestra actividad vital. Para tomar ejemplos claramente relacionados, aunque de una manera analógica, mencionaré nuestra insistencia en seguir existiendo como musicoterapeutas, a pesar de las vicisitudes económicas, conceptuales, etc., nuestro espíritu grupal que nos impulsa, más allá de las diferencias, a realizar comunicaciones como ésta y el aumento incesante de espacios de formación para nuevos y "viejos" musicoterapeutas, cosa que nos hace pensar que, por el momento, nuestra especie, digo disciplina, está a salvo.

Sobre la muerte, y siguiendo con el ejemplo de los musicoterapeutas, también es claro que son las nuevas generaciones con sus nuevas ideas y la capacidad que demostremos los de esta generación para transmitir y sostener las que estáis leyendo en este momento, las únicas formas de superación de éste límite.

Si observamos ahora el campo superior hallaremos esos instintos básicos transformados, gracias al desarrollo de un espacio psíquico propio de los seres humanos, en distintas formas pulsionales que adquieren ciertas diferenciaciones entre sí y que forman parte de las motivaciones básicas que impulsan y modelan nuestras modalidades de relación.

Así la autoconservación ya no es sólo para conservar la vida sino que implica un sentimiento de poder y una capacidad de agresión y transformación del medio, el impulso gregario convirtiéndose en organizaciones comunitarias; también aparece una diferenciación entre maternidad y sexualidad y por último la posibilidad de la autodestrucción o la regresión fusional.

Si continuáramos ascendiendo en este esquema nos encontraríamos con las singularidades con que se va modelando la fantasmática de una persona a partir de los estímulos y respuestas que va recibiendo, especialmente en los primeros años de su vida, singularidades que van a encontrar su expresión en los modos y actitudes relacionales. Así la comunicación acústica obviamente también estará determinada por los mismos engramas relacionales.

Esto nos permitiría a los musicoterapeutas encontrar una amplia base de referencia simbólica desde donde realizar una comprensión más profunda de los contenidos en juego.

Lo que suceda (o no suceda) en el espacio musicoterapéutico podrá encontrar un sentido más allá de lo expresado superficialmente.

4.3 Conceptos de representación e investidura

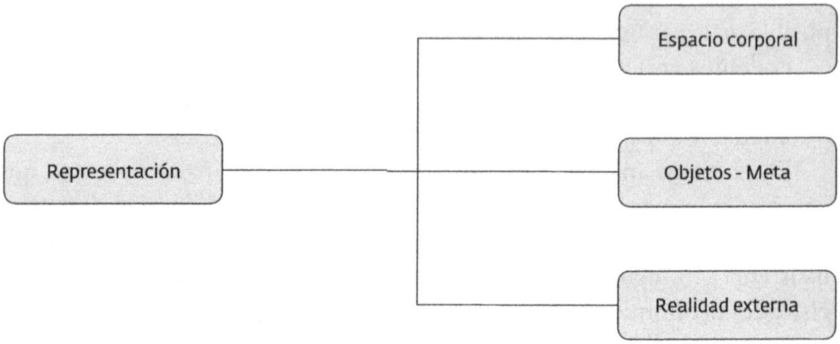

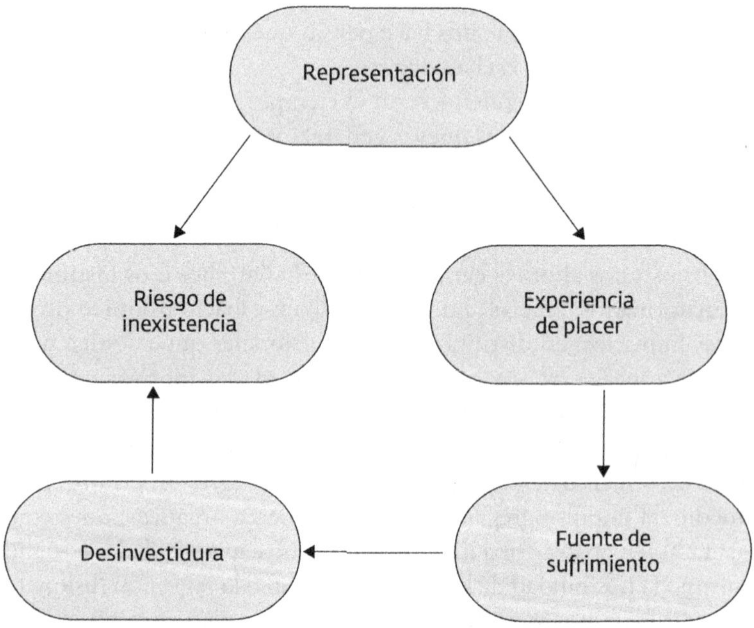

Para poder reconocer la existencia de un espacio exterior a los espacios psíquico y somático, la psique atribuye inicialmente las experiencias de placer o sufrimiento, de investidura o des-investidura a la actividad perceptual superficial de las zonas sensoriales.

El propio espacio corporal es así el único con el que nos relacionamos inicialmente, para poco a poco ir incorporando la realidad de un espacio exterior en el que se ubiquen los posibles nuevos objeto-meta de nuestros deseos.

De esta manera, la experiencia de sufrimiento, que no es ni más ni menos que la experiencia de placer (ambas son insoslayables), se encuentra referida ahora a los contactos con este espacio externo a sí mismo.

La vivencia de la emoción ligada generalmente a una causa externa, con algo visto, oído, tocado (sensorialidad), permite el pasaje de un cuerpo sensorial a un cuerpo relacional.

Es la emoción la que pone a dos cuerpos en "resonancia". Si son dos personas, puede haber o no correspondencia; si es un objeto, uno resuena con la resonancia de aquél y el carácter de la investidura adjudicada.

Retomaré ahora la cita de Piera Aulagnier para referirme al tema de las investiduras.

"*Estás condenado por y para toda la vida a una puesta en pensamiento y en sentido de tu propio espacio corporal, de los objetos-meta de tus deseos, de esta realidad con la que deberás cohabitar, que les asegure para siempre permanecer como soportes privilegiados de tus investiduras.*"

(Piera Aulagnier).

Sin estas representaciones psíquicas el cuerpo, los objetos y la realidad no pueden tener existencia.

Desde que surgen se establecerá una imbricación para toda la vida entre representación, investidura y placer; éste será la motivación principal de todo movimiento de investidura y el sufrimiento siempre provocará un movimiento de retiro, de des-investidura.

El término "afecto" medirá la intensidad de la investidura; el placer o el sufrimiento la cualidad de la experiencia psíquica que las acompaña.

Se produce aquí la siguiente paradoja: la huida del sufrimiento que el objeto deseado pueda promover equivale a la pérdida de dicho objeto, el cual es necesario para que el placer sea posible.

Ante el riesgo de inexistencia por la des-investidura aparece la necesidad de re-investir el objeto o reemplazarlo.

4.4 Los modos relacionales y la comunicación

Las oscilaciones promovidas por estos cambios en las investiduras van enriqueciendo y complejizando las características de las relaciones con los objetos y las personas.

Como ya hemos visto las modalidades observadas en lo manifiesto poseen un contenido cuyo significado se refiere siempre a aquellos movimientos pulsionales y sus particulares desarrollos personales.

Nos vamos acercando ahora a la interpretación del sentido que estos objetos, y las circunstancias que los rodean, van configurando.

Se trata de un sentido que no está establecido "a priori" pues es el otro quien, a partir del espacio que le es ofertado, lo va construyendo.

La posición que adoptemos siempre tenderá a representar una acción de fusión/indiscriminación con el objeto o, por el contrario la necesidad de mantener la identidad y la diferenciación con aquel.

La fuerza con que se hallan incorporadas, en las primeras etapas de la vida, las figuras parentales, y su entorno, hacen suponer que mantendrán siempre su valor de representatividad, aunque las personas u objetos, investidos con posterioridad, no sean necesariamente los mismos

Las estructuras relacionales posibles van evolucionando de acuerdo a una complejidad creciente y expresando la disponibilidad y capacidad que cada uno tiene de establecer contacto con dos, tres o más personas u objetos.

La voz, los instrumentos, el sonido y la música, como objetos privilegiados de la Musicoterapia, tienen la posibilidad de transformarse, y multiplicarse en su significación, gracias a las proyecciones, representaciones e investiduras que les son depositadas.

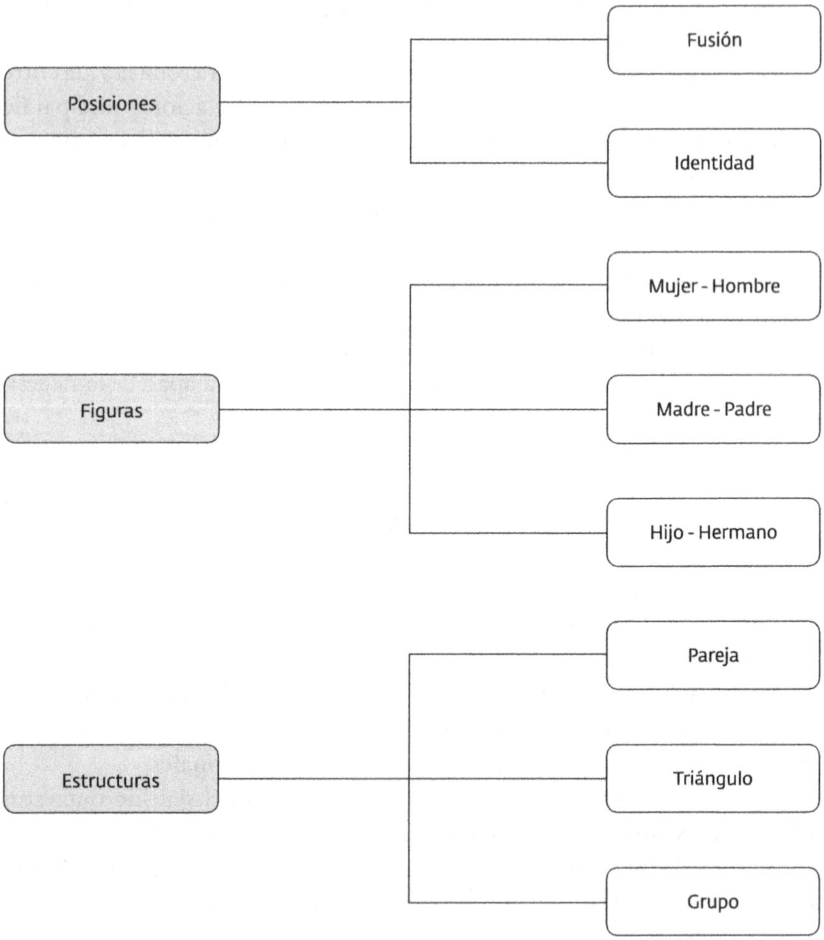

Es en las situaciones lúdicas donde los objetos acústicos promueven el surgimiento de analogías conscientes y en las que, simultáneamente, se produce una movilización y un reacomodamiento de las analogías inconscientes.

Hay una manifestación, por medio de actos, representativos de la fantasmática de cada persona, en los que no resulta estrictamente indispensable el pasaje por la palabra o la verbalización consciente para obtener un efecto terapéutico. Es más, en muchas situaciones puede darse una obturación del proceso, producto de una precoz racionalización verbal "explicativa" de los acontecimientos.

Son situaciones, y actos, que se escenifican desde lo consciente y tienen su co-relato en el imaginario inconsciente; es allí donde se producen las modificaciones; ni conciencia, ni palabra racional se hallan presentes en esta forma de elaboración.

4.5 El espacio acústico, la expresión y la creatividad

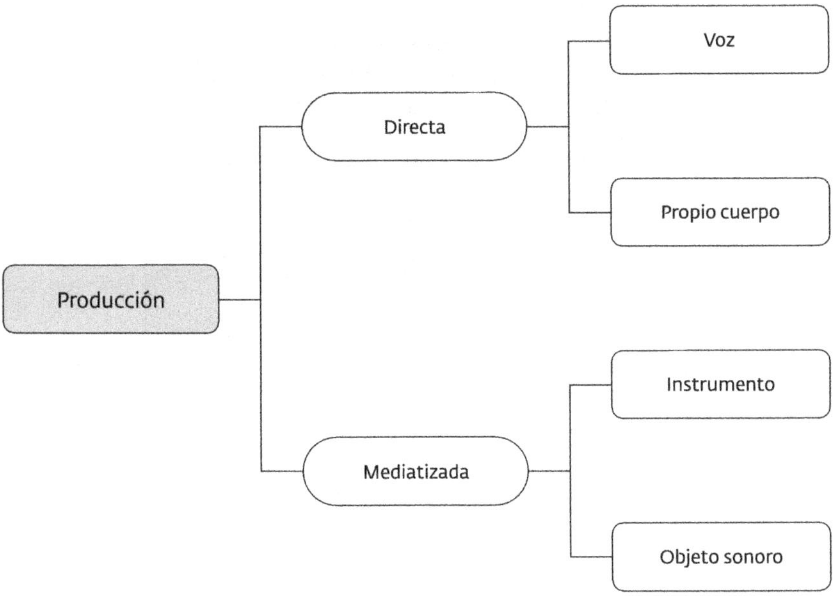

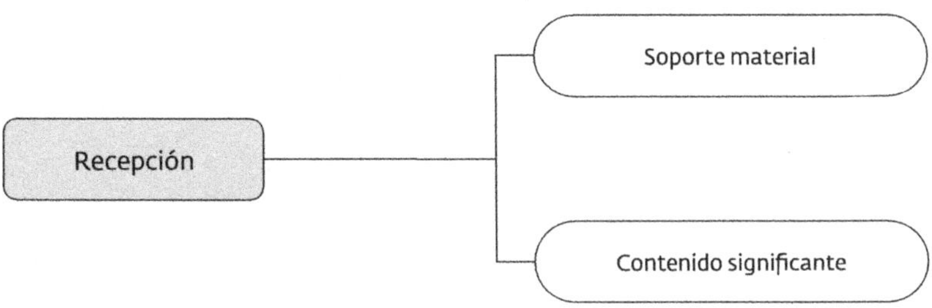

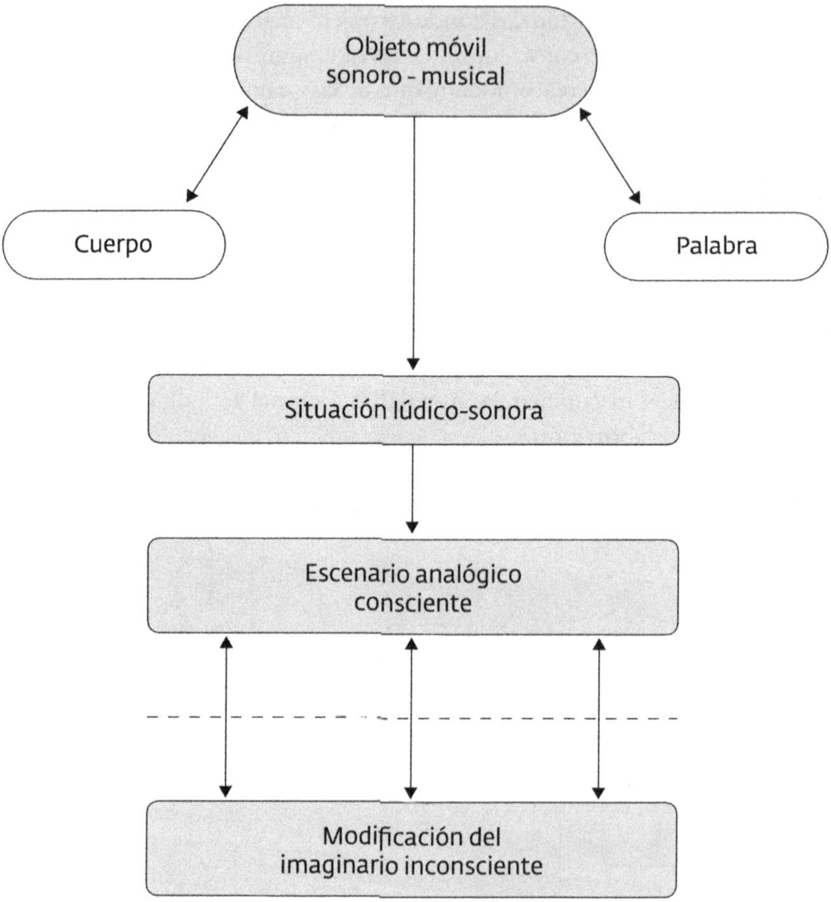
Objeto móvil
sonoro - musical
Cuerpo
Palabra
Situación lúdico-sonora
Escenario analógico
consciente
Modificación del
imaginario inconsciente

Capítulo 2
LA FUNCIÓN DEL MUSICOTERAPEUTA

5. LA TÉCNICA MUSICOTERAPÉUTICA

5.1 La evaluación diagnóstica en Musicoterapia

La evaluación diagnóstica en Musicoterapia contiene un elemento indispensable para tener en cuenta:

No se puede dar valor de testificación mensurable, desde el punto de vista del diagnóstico, a ninguna maniobra proyectiva o de medición que no haya pasado por todas las investigaciones necesarias para demostrar su validez científica.

Partiendo de esta premisa, los datos que se puedan obtener en el transcurso de las entrevistas con cada paciente solo podrán proporcionarnos conocimientos puntuales que nos ayuden a modelar una estrategia acorde con la singularidad de aquel.

Cuanto más se ignora sobre la singularidad de una persona, mayor es la tendencia a encasillarla en lo general y a intervenir en consecuencia.

Como los instrumentos que posee actualmente la Musicoterapia son limitados, las conclusiones a las que se llega en cada evaluación deben ser relativizadas, en cuanto a su objetividad científica, y acompañadas por los resultados obtenidos en otros estudios y en espacios de interconsulta con otros profesionales.

La Musicoterapia, como sabemos, ha logrado sus principales éxitos, hasta el momento, en la utilización de modos de abordaje, de las distintas patologías, que ni siquiera eran tomados en cuenta como posibilidad terapéutica.

En los aspectos conceptuales y de diagnóstico todavía no se ha manifestado un desarrollo que le permita compararse con disciplinas que han logrado construir laboriosas arquitecturas teóricas que nos pueden ser de gran utilidad como base de referencia y no para ser reemplazadas por dudosos estudios "musicoterapéuticos".

5.2 Metodología de abordaje de la Musicoterapia

La expresión sonorizada espontánea - Las consignas - Los recursos en Musicoterapia

La Musicoterapia requiere de una metodología específica, en cuanto al uso de los recursos acústico/musicales, y de una psicometría orientada hacia la comprensión profunda de sus posibilidades diagnósticas y de los efectos que resultan de su aplicación.

Ambos aspectos técnico y psicométrico, deben estar sustentados en un enfoque teórico del abordaje que permita al futuro musicoterapeuta registrar, desde la propia vivencia y su posterior análisis, aquellos elementos en los que, más tarde, centrará sus modelos de observación e intervención.

Esta tarea exige del musicoterapeuta un entrenamiento y una formación tales que le permitan implementar los recursos, formular las estrategias y realizar las intervenciones terapéuticas basándose, en principio, en una adecuada visión de sí mismo como persona, que le permita acceder, desde ahí, a una mejor comprensión de la problemática del paciente.

El Musicoterapeuta deberá entonces:

1. Aumentar su capacidad de observación y análisis a través del conocimiento teórico-práctico de la metodología musicoterapéutica.

2. Vivenciar y registrar en sí mismo, y en la relación con el otro, las características propias de su personalidad y de sus modalidades de comunicación acústico-musicales que luego estarán en juego durante el ejercicio del rol.

3. Informarse adecuadamente sobre los diferentes cuadros psicopatológicos que van desde los trastornos moderados de la personalidad hasta las esquizofrenias.

4. Adquirir los elementos técnicos y seleccionar las modalidades de abordaje a implementar en los diferentes cuadros mencionados.
5. Elaborar las bases para desarrollar una acción de investigación orientada hacia la creación de nuevos e idóneos instrumentos de evaluación psicométrica en Musicoterapia.

Y tomará en cuenta:

La comunicación pre-verbal y para-verbal:

Elementos para la comprensión de los lenguajes analógicos en función de su utilización como recurso metodológico.

- *La estructura de la sesión de Musicoterapia*:
  En cuanto a las modalidades socio/culturales y las relacionales, que expresan la singularidad del paciente, puestas en juego.
- *Los objetos sonoros*:
  Sus características como mediadores de la relación, lugar de proyección e investimiento y elementos de expresión y creación.
- *Una metodología musicoterapéutica*:
  Profundización de los conceptos de encuadre, técnica, recurso, estrategia, intervención, señalamiento, etc., referidos a su aplicación específica en Musicoterapia.
- *El estudio de los distintos cuadros psicopatológicos*:
  La Musicoterapia y la esquizofrenia, los trastornos del estado de ánimo y de la personalidad, los estados limítrofes, el abuso y/o dependencia de sustancias tóxicas.
- *Las estrategias y los registros en el tratamiento de Musicoterapia*:
  La orientación, los informes, la historia clínica, la interconsulta, el equipo interdisciplinario, la institución.
- *Nuevas técnicas psicométricas*:
  Revisión de las técnicas utilizadas actualmente en Musicoterapia, su análisis comparativo, los alcances y límites de su aplicación y las posibilidades de desarrollo.

5.3 Observación, interpretación e intervención en Musicoterapia

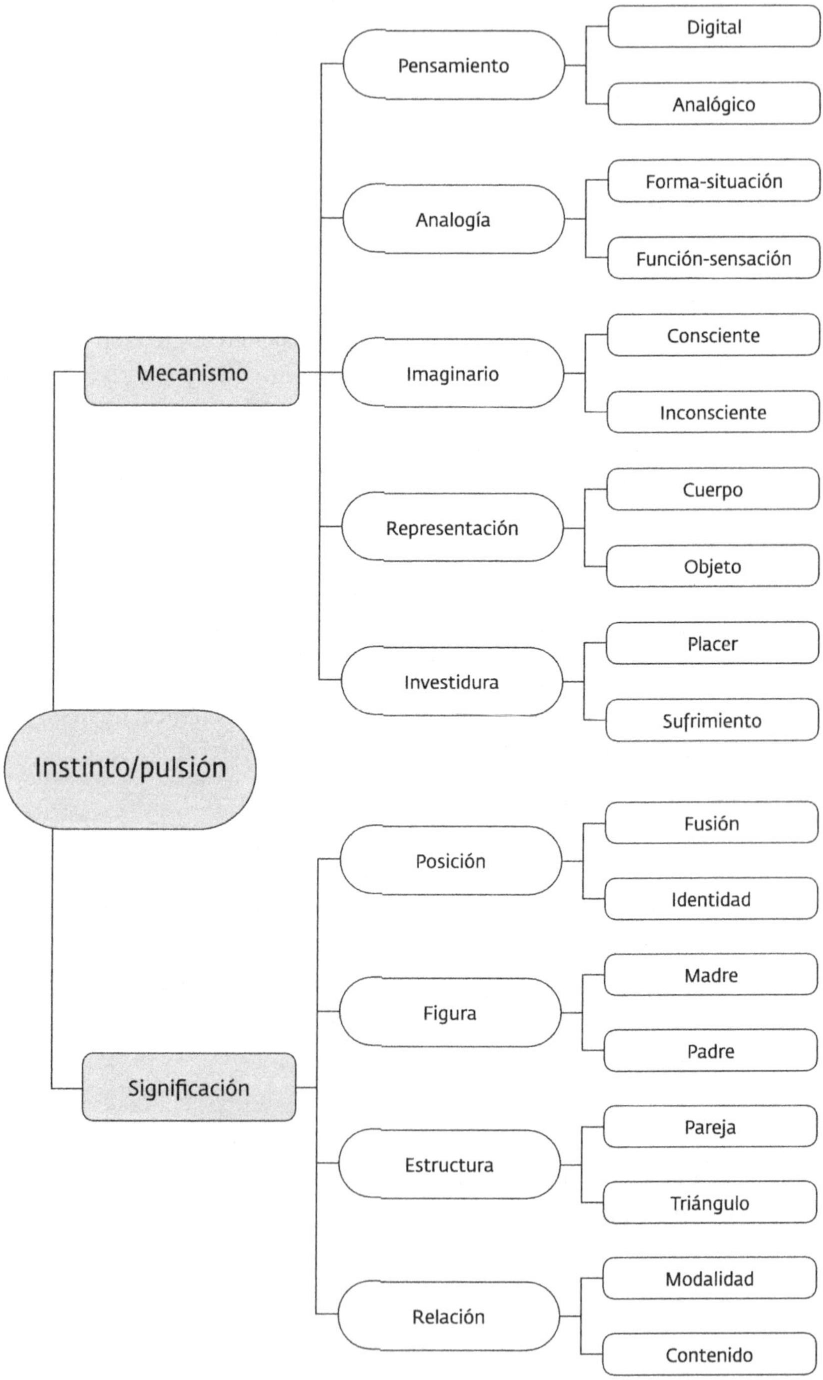

Contenido

A medida que estas cuestiones van siendo puestas "en juego" por los pacientes, los musicoterapeutas tenemos la posibilidad de observar y analizar tanto las modalidades de su manifestación como sus contenidos explícitos y latentes.

- La expresión más centrada en lo intelectual, o con mayor énfasis en lo metafórico, o con un déficit en la simbolización.
- Las características de las situaciones analógicas expuestas.
- El sentido de las escenas desde el plano consciente y su co-relato inconsciente.
- La capacidad de representación del propio cuerpo y del mundo externo.
- La calidad afectiva de las investiduras.
- Las posibilidades de fusión y separación.
- Las figuras principales representadas en las escenas lúdicas.
- Las modalidades de relación consigo mismo, de a dos y de a tres.
- La forma de establecer el contacto y el sentido de los afectos puestos en juego.

Hasta aquí la observación; desde aquí la interpretación y finalmente la intervención.

Comenzaré sosteniendo que cualquier movimiento o producción acústico-musical es indisociable del psiquismo y que éste, a su vez, lo es de las estructuras sonorizadas que han condicionado y siguen condicionando su desarrollo.

El análisis de la actitud expresivo-acústico-gestual de un sujeto es revelador y hace posible, a partir de esta lectura, una intervención terapéutica, preventiva o rehabilitante.

Quiero destacar también algo que a esta altura puede resultar obvio pero que, pienso, es indispensable en estas dos instancias de observación e intervención.

La capacidad de comprensión de estos fenómenos sólo puede darse cuando quien ejerce estas funciones ha vivenciado y analizado en sí mismo aquello que pretende visualizar en el otro. Debemos conocernos como personas, y como musicoterapeutas, utilizando para ello los mismos objetos y escenarios que luego serán re-significados por los pacientes en la sesión de Musicoterapia.

Existe así menor riesgo de que las proyecciones del musicoterapeuta sobre los objetos, las escenas y las manifestaciones del paciente obstaculicen dicha observación e intervención.

La intervención musicoterapéutica se puede construir entonces a partir de tomar, de los elementos producidos, aquellos aspectos en los que se manifiesta la problemática para enfatizar una acción de expresión, reflexión y elaboración de los mismos y a través de una presencia, colaboración, disponibilidad y acompañamiento del musicoterapeuta en todo este proceso.

La modalidad de esta intervención estará determinada, en gran parte, por la formación personal y profesional del musicoterapeuta. Esta circunstancia hace que, como en el caso de los pacientes, las características únicas se impongan sobre las generalizaciones y le exige al musicoterapeuta un mayor compromiso en cuanto a la elaboración y fundamentación de sus propias modalidades de abordaje e intervención.

De todos modos, existen parámetros que el musicoterapeuta utiliza, para decidir cuál será su intervención con cada paciente, como son:

- La historia personal y los modos de relación y comunicación familiar.
- El diagnóstico y pronóstico surgidos de su evolución en el tratamiento.
- La presencia e influencia de los factores socio-culturales.
- La historia y situación actual de los grupos donde está insertado.
- Los aspectos transferenciales ligados a la institución, el equipo terapéutico, el grupo o el musicoterapeuta.
- Los modos de relación en los tratamientos grupales.
- Las situaciones que afectan al encuadre o el desarrollo de la sesión.

5.4 La sesión de Musicoterapia

Conducción, inducción, sugestión, promoción, asociación

Antes de poder enmarcar a la sesión de Musicoterapia es necesario aclarar nuevamente que el musicoterapeuta no está para enseñar elementos de música a su paciente; se vale de dichos elementos como recurso terapéutico pero no debe centrar su accionar en el aprendizaje musical que pueda generarse como consecuencia del diálogo acústico, de la misma forma que el psicólogo o el terapista ocupacional no le enseñan psicología o plástica sino que utilizan sus conocimientos sobre el tema para llevar adelante el tratamiento, cada uno desde su abordaje específico.

Esta aclaración es de fundamental importancia pues, aunque aparentemente circunscribe el accionar del musicoterapeuta al área de la salud, contribuye a definir mejor el campo de sus incumbencias.

Ya en la sesión, propiamente dicha, el Musicoterapeuta deberá apelar a ubicarse en distintas posiciones y a adoptar diferentes modalidades de intervención:

- Conducción
- Inducción
- Promoción
- Opción
- Asociación

La postura de conducción implica un gran margen de directividad que el musicoterapeuta pondrá en juego asumiendo que forma parte de una estrategia de tratamiento y no un producto de su inseguridad o de su deseo de dominio.

Un ejemplo de directividad, estratégicamente aplicada, podría ser la percepción de la necesidad, por parte del paciente, de ser contenido u orientado en el enfrentamiento con su problemática. El musicoterapeuta intervendría, no para suplir indefinidamente a su paciente, sino para que éste no se "sienta abandonado en la lucha".

La inducción es una manera de directividad mucho más sutil. Tampoco debe nacer de la necesidad del musicoterapeuta y tendrá que originarse en la seguridad que representa una forma de orientación para la mejor elaboración de la conflictiva del paciente, pequeños cambios de dirección que ayudan a evitar el estancamiento de los diálogos acústicos.

El término promoción debe entenderse como aquello de la potencialidad del paciente que el musicoterapeuta decide movilizar para lograr un mejor desarrollo de su tratamiento. Esta decisión no deberá estar motivada por el apresuramiento sino por la determinación de cuánto de esta potencialidad el paciente está en condiciones de exteriorizar.

La opción en cambio es una puesta en juego de la capacidad del paciente para decidir, en cada encrucijada, cuál será el rumbo a seguir para avanzar en su tratamiento. Esto le exige al musicoterapeuta un alto grado de dominio sobre sí para no intervenir obturando o interfiriendo las decisiones de su paciente.

La asociación es la modalidad a utilizar toda vez que sea posible pues permite que, en el uso de su espontaneidad, el paciente vaya haciendo que sus actos sean cada vez más auténticos. Ya me he referido al tema de las repeticiones, no como estereotipias sino como intentos de llegar a la autenticidad de la problemática. El musicoterapeuta debe apostar a esta transformación; el paciente debe sentir que alguien está apuntando en este sentido y confiando que puede ser alcanzada.

Instrumentos Relacionales:

- Voz/Sonido/Música
- Instrumentos Musicales
- Consultorio
- Institución
- Musicoterapeuta
- Contrato

Herramientas:

- De observación
  - Modos Relacionales
  - Entorno socio/familiar
  - Motivo de Consulta
- De entendimiento
  - Examen Clínico
  - Diagnóstico
- De Intervención
  - Conducción/Inducción
  - Promoción
  - Sostén
  - Opción
  - Asociación

6. LA CLÍNICA MUSICOTERAPÉUTICA

6.1 La formación personal y profesional del musicoterapeuta

La Musicoterapia nace con una impronta que la coloca inicialmente como "para-médica", denominación que la acompañó, junto a otras profesiones, durante gran parte de su existencia.

Ha estado ubicada, desde la vertiente médica, entre las así llamadas "disciplinas auxiliares de la salud" y también ligada, en sus comienzos, a distintos métodos del campo de la pedagogía musical y la reeducación.

Estas dos ramas han limitado el desarrollo de la Musicoterapia al dificultar la discriminación entre el campo de la educación musical y el específicamente musicoterapéutico, y, además, al someter su ejercicio al exclusivo control y derivación del médico tratante, nos colocaba en el nivel, ya largamente difundido, de técnicos especializados en abrir "canales de comunicación" y auxiliares de otros profesionales que, supuestamente, eran los habilitados para intervenir, interpretar y dar dirección al proceso de cura.

La situación actual nos muestra, como contraste, una Musicoterapia pujante que ha extendido su radio de acción a los distintos campos de la salud y ha ganado autonomía en cuanto al manejo, control y ampliación de sus incumbencias profesionales.

Por otra parte, este desarrollo plantea la necesidad de lograr una formación del musicoterapeuta, tanto desde el punto de vista personal como profesional, que le permita superar con solvencia técnica y teórica las nuevas experiencias que surgen de esa mayor autonomía alcanzada.

En la relación acústica el musicoterapeuta compromete casi todos los aspectos de su personalidad, debiendo enfrentar los fenómenos transferenciales con la mayor conciencia posible y la mayor capacidad para asumir las diversas situaciones que se presenten.

Es por ello que, sin encarar decididamente una formación personal, en la que se ejerciten estos aspectos, pasar a lo que serían los contenidos más racionales, propios de la formación profesional, evitaría que cada musicoterapeuta enfrente sus propias problemáticas de personalidad.

Una vez avanzada esta formación personal es muy importante la participación del musicoterapeuta recién recibido en sesiones que le permitan un acercamiento desde la observación activa y planificada.

El tema de las observaciones y las prácticas debe sustentarse en un riguroso programa desarrollado por el musicoterapeuta que oferta el espacio y sometido a cuestionamiento crítico por los musicoterapeutas en formación.

El musicoterapeuta-docente tendrá entonces que conocer los elementos pedagógicos, necesarios para la transmisión de su experiencia, y contar con la capacidad de conceptualizar teóricamente los aspectos clínico-asistenciales puestos en juego y de justificar las técnicas empleadas.

El musicoterapeuta en formación estará así en mejores condiciones para alcanzar los siguientes objetivos básicos:

- Poder mantener su propia problemática fuera del espacio terapéutico de la sesión.
- Tener comprensión de los contenidos simbólicos expresados en el diálogo acústico-relacional.
- Poseer un repertorio de intervenciones posibles, acordes con esta comprensión.
- Tener capacidad suficiente para asumir las situaciones de crisis de los pacientes.

6.2 La musicoterapia y los cuadros psicopatológicos

Quisiera citar una concepción de los diagnósticos psicopatológicos que no es la más habitual pero que marca una posición respecto de la consideración de aquel que circunstancialmente se encuentra condicionado por la denominación: Paciente.

"*... La esquizofrenia, si adoptamos una posición nominalista, es un conjunto de atributos que algunas personas, expertas en la fabricación de ese conjunto de atribuciones, adjudican a otras personas. Las personas que fabrican ese conjunto de atributos tienen que demostrar que se refiere a algo real. Si la etiología de este tipo de enfermedades ha de buscarse más allá de lo exclusivamente orgánico, es necesario tomar en cuenta las circunstancias sociales en que se pone* *en juego tal atribución. Una de estas circunstancias puede ser aquella que establece una peculiar disyunción en virtud de la cual dos seres humanos, terapeuta y paciente, terminan por enfrentarse a través de una complejísima falla en la comunicación. Para cuando alguien consulta, trátese de un niño, de un adolescente o de un adulto, ya hay una cantidad de gente que ha percibido a esa persona como alguien que manifiesta alguna clase de desviación, alienación o perturbación, y también realizado su interpretación o hipótesis del origen de las mismas así como de quienes pueden ser el o los responsables del surgimiento de tal problemática. Existe ya una enorme brecha a través de la cual se es espectador de alguien que se mueve demasiado rápido o con demasiada lentitud, mucho o muy poco, que dice demasiado o no dice lo suficiente, o una manera de hablar que a los demás les parece. Es posible que para ese entonces esa persona intente decir algo que no es lo que se espera oír de una persona cuerda. Por ejemplo, puede parecer que está, de alguna manera, enfermo, y es frecuente que el mismo individuo procure decir que no es así. Eso se convierte en una nueva manifestación de su enfermedad; es decir el hecho de faltarle conciencia de enfermedad. Si uno está enfermo desde un punto de vista y no cree estarlo desde el suyo propio, eso es un nuevo indicio de hasta qué punto está enfermo. Si uno ha perdido el juicio, es claro que no tiene el juicio que le permita apreciar que lo ha perdido. Es decir, que el hecho por el cual uno piensa que no ha perdido el juicio no es más que una nueva confirmación de haberlo perdido. Y como uno no ha perdido sino una parte de su sano juicio, no tiene la sensación de necesitar ningún tratamiento; pero eso significa que lo ha perdido del todo. Contrariar el delirio de un psicótico significa fijarlo irremediablemente o, más bien, cortarle la única vía en la que una no intervención puede dejar libre el camino a un proceso restitutivo de cura que deje intacta la posibilidad de un reconocimiento del sujeto en su autenticidad simbólica. Si fuera posible modificar gradualmente los modelos asistenciales en cuanto a la actitud individual y colectiva y los encuadres de trabajo, la experiencia podría transformarse de manera tal que no sería necesario seguir considerándola como psicótica."*

(Escritos de Ronad D. Laing - Ed. Nueva Visión)

Para realizar una aproximación diagnóstica, el primer paso tendría que ser el de no considerar como extrañas o ajenas las manifestaciones y síntomas del paciente.

Sean cuales fueran esos síntomas (en mayor o menor grado, más semejantes o menos semejantes) debe existir algún aspecto de lo que se percibe del otro donde el musicoterapeuta se sienta involucrado. Sólo así se puede evitar una comprensión vacía y racional de dicha percepción.

Cuanto más bizarra sea la expresión de la problemática de un paciente, mayor deberá ser el esfuerzo del musicoterapeuta por encontrar, en su experiencia de vida y su formación personal y profesional, aquellas vivencias que puedan asemejarse a las que se perciben en el otro.

6.3 Salud y enfermedad mental

"No hay enfermedades mentales sino enfermedades del destino"

Entre las múltiples concepciones he elegido ésta de Szondi, pues se trata de una visión interesante acerca de cómo uno llega a enfermarse.

"*El destino -dice- es la compulsión con que nuestros antepasados, es decir los que están emparentados con nosotros por la sangre, influyen en nuestras elecciones: nuestros amores, nuestros amigos, nuestra profesión, nuestras enfermedades, y nuestra muerte.*"

Es en esta transmisión que se configura el futuro de nuestra salud mental sintetizando así los diversos factores histórico-sociales que la determinan.

El estado de bienestar físico, mental y social será el objetivo de todo concepto de salud y, para aproximarse a ello, la Musicoterapia deberá intervenir desde:

- La Prevención Primaria:
  - Evitar la enfermedad
  - Promover la salud mental.

- La Prevención Secundaria:
  - Diagnóstico precoz
  - Tratamiento precoz
  - Prevención de secuelas
  - Prevención de deterioros

- La Prevención Terciaria:
  - Rehabilitación
  - Re-socialización
  - Reinserción al medio familiar

6.4 Concepción del trabajo grupal

La interacción grupal

El sonido producido en un grupo provoca una interacción inevitable, ocupando la totalidad del espacio y planteando una interpenetración simbólica a distancia.

Visto desde la dinámica que se establece en los grupos, he podido distinguir varios momentos en el desarrollo de una sesión:

Un primer tiempo, de conexión con la tarea tanto para los pacientes como para el musicoterapeuta, cuya evolución se verá facilitada por el cuidado que se aplique a los aspectos formales del encuadre de trabajo (ubicación de los elementos a utilizar, cumplimiento de los horarios establecidos, presencia de todos los terapeutas y pacientes participantes, lugar suficientemente aislado de interferencias externas, etc.)

Si se han logrado estas condiciones iniciales, el grupo estará en mejores condiciones para acceder a una instancia de producción de la cual los pacientes puedan apropiarse. Esto produce un cambio cualitativo en la dinámica grupal que permite al musicoterapeuta descentrarse del rol directivo / ejecutivo / responsable, en el que habitualmente es colocado, y adoptar una mejor distancia operativa.

El material así producido es posible de ser analizado y elaborado por el grupo participando en esta tarea tanto los pacientes como el musicoterapeuta.

Esta descripción no puede tomarse como un desarrollo lineal sino que, por el contrario, estos momentos pueden aparecer superpuestos o contrapuestos convirtiéndose también, en sí mismos, en un valioso material de análisis de la dinámica.

Entre lo aburrido y lo imposible, el sinsentido y lo trágico, el temor al ridículo y el delirio desplegado, el cumplimiento y la fuga, transcurre la mayor parte del tiempo para los integrantes de los grupos.

Pacientes psicóticos o neuróticos reproducen en gran parte lo que sucede a nivel de las relaciones con sus propias familias y plantean para los musicoterapeutas una tarea casi permanente de contención de las ansiedades que se despiertan y promueven en tales circunstancias.

La pertenencia a un grupo es, quizá, la situación más difícil de alcanzar para quienes sufren una marginación familiar, institucional y social.

Los grupos de Musicoterapia son, en principio, una respuesta productiva y creativa a esta acción de segregación; una manera de afrontar los afectos y emociones que se movilizan en el peculiar modo de relación instalado en cada familia que consulta; modo que se desplegará y será puesto a prueba en cada instancia del tratamiento; interferido, cuestionado y transformado desde la presencia y la interacción de los otros integrantes del grupo y de las intervenciones del musicoterapeuta.

La oscilación entre directividad y permisividad, desde esta intervención del musicoterapeuta, es uno de los elementos que va promoviendo en el grupo y sus integrantes distintas posibilidades de implicación y demanda.

A una historia de grupos que encuentran su equilibrio de funcionamiento a partir de la emergencia de la enfermedad en uno o varios miembros de la familia, la Musicoterapia, con su particular modo de abordaje, propone una alternativa de integración a una legalidad comunitaria caracterizada por la posibilidad de construir y aportar nuevos "instrumentos relacionales", cantos y sonidos que contrastan con los gritos, los malos entendidos y los reproches.

6.5 La posición del musicoterapeuta

La propuesta de una actividad sonora espontánea por parte del paciente y en los grupos hace más comprometida la tarea del musicoterapeuta, especialmente respecto del ejercicio del poder que le es atribuido.

Es esta posición la que, en definitiva, permitirá la aparición de alguna demanda genuina expresada en la acción.

Es así como las propuestas y los objetos toman un carácter más claro de intermediarios de la relación y, como tales, no se convierten en parte de la "técnica" sino que son empleados solo como recursos con los que cuenta el musicoterapeuta y al servicio de las necesidades del paciente.

Existe una gradualidad en la gama de aplicación de estos recursos pero todos ellos funcionan durante el tiempo que el paciente o el grupo necesiten para apropiarse de ellos, como mandatos a cumplir o como objetos "representantes" de la persona del musicoterapeuta.

Solo una vez alcanzado este momento de autonomía e implicación es que aparecen las escenas más significativas.

Toda intervención realizada desde el apresuramiento, la ansiedad, la impaciencia, corre el riesgo de modificar la posición del paciente e impulsarlo al sometimiento o a la reacción agresiva.

Disponer terapéuticamente de este poder otorgado es una tarea fundamental para que el accionar del musicoterapeuta, tanto desde el punto de vista ético como técnico, no se vea anulado por sus propias proyecciones.

La conciencia de esta situación deja en claro para el musicoterapeuta qué es lo que él mismo espera o se propone hacer con el paciente y su problemática.

Por lo tanto, si el musicoterapeuta fue dejando de lado dichas expectativas personales, se abre un espacio más propicio para la emergencia de la iniciativa del paciente.

6.6 Casos clínicos, informes, sesiones, pasantías, observaciones, artículos, monografías

Enfoques clínicos. Presentación

Autor: Lic. Rubén Gallardo

Ante el planteo de los "enfoques clínicos", lo primero que surge es que hay tres palabras que tienen que ver con: la posición, el contexto y el proceso; palabras que estarán a lo largo de lo que voy a exponer.

El concepto de "escenario acústico-relacional", intenta enmarcar nuestra posición en el contexto, y el proceso al cual nos referimos.

Los atravesamientos del musicoterapeuta (ver gráfico 1), para nosotros indican elementos fundamentales para posicionarse y entender algo de lo que sucede en las escenas de la sesión. Es en base a esto que vamos a poder posicionarnos frente a un paciente y a un proceso. El poder conocer, comprender, y de alguna manera dominar la fantasmática personal, es lo que va a permitir dejar que la configuración de ese escenario esté a cargo del paciente y no sea permanentemente interferida o intervenida desde el musicoterapeuta.

Lo mismo ocurre en relación con el aspecto de la formación profesional.

Cuando hablamos en general de estos conceptos, tanto de la historia de la generación de la musicoterapia como de los pre-conceptos que esa generación de la musicoterapia impuso acá en la Argentina y en el mundo, eso implica que no solamente está circunscripto a la fantasmática del musicoterapeuta, sino que hay también una situación institucional que rodea cualquier ámbito clínico, que va a influenciar casi directamente para configurar también ese escenario. Por eso es que el análisis institucional es muy importante y, por supuesto, estará además el seguimiento de estos procesos, realizado mediante el análisis de la tarea clínica, que permitirá entender básicamente los tres aspectos y despejarlos para poder llegar a analizar lo que le está pasando realmente al paciente.

En el otro extremo del eje se encuentra el paciente y sus padecimientos Como frecuentemente el motivo de consulta que plantea un paciente no está de acuerdo con lo que sería la problemática de base, nosotros podremos detectarla a través del diagnóstico. Y en lo que hacemos hincapié para ello es en el tipo de modelo relacional de respuesta que el entorno familiar y social ha producido en el modelado de la personalidad de ese sujeto.

Nuestras herramientas serán los instrumentos adecuados para registrar y entender, pero son la observación amplia y la interpretación de esas modalidades relacionales puestas en juego, las que posibilitarán una intervención adecuada no intuitiva ni experimental

¿Qué observar? En la producción acústica, básicamente la significación determinada por la singularidad del paciente. Los análisis realizados desde un punto de vista del lenguaje musical, hacen deslizar al musicoterapeuta hacia un tema que no tiene que ver con el abordaje de la problemática.

Los modos relacionales se constituyen a partir de estas respuestas iniciales que desde el medio familiar y social dan al sujeto y lo van conformando a partir de la aceptación o el rechazo y la valoración o no de esas expresiones. Es decir, las respuestas que reciben son las que modelan esa personalidad. A su vez, las propias respuestas a esas respuestas van complejizando la situación. Esa cadena significante y simbólica que se va formando, es algo que nosotros tenemos que observar. Este modelo de relación se observa en las escenas, en cómo el paciente usa los instrumentos para relacionarse con los mismos y con nosotros a través de ellos.

Durante los dos primeros años de vida, donde la palabra hablada no tiene un peso significativo sino que el intercambio se produce a través de todo un conjunto de actitudes/acciones, las respuestas que recibe están dadas también en este lenguaje y modo de pensamiento analógico.

Cuando la enfermedad está presente, y especialmente cuando hablamos de una enfermedad mental, la problemática va a surgir a través de esos síntomas; más que expresada en un lenguaje racional/intelectual, lo hace en forma de lenguaje analógico. Nosotros, como musicoterapeutas, tendremos que ser expertos en el entendimiento de este lenguaje.

Interpretar estas situaciones, a través de las analogías, es lo que nos permite entender lo que está sucediendo y lo que motoriza la posible intervención terapéutica. Sin ese entendimiento, nosotros pensamos que toda intervención es una acción experimental invasiva y, en consecuencia, se antepone o se superpone con el intento del paciente de configurar el escenario. Creemos que es un elemento indispensable permitir que la iniciativa esté colocada del lado del paciente. Los niños tienen menos dificultad para apropiarse de esta posibilidad, pero en el caso de pacientes graves, la iniciativa está bastante restringida; entonces, hay que poder promoverla para luego retirarse.

Si el paciente no toma la iniciativa, uno puede hacer una acción de sostén, pero no creer que ésta es una acción terapéutica, sino que solamente está posibilitando que el paciente pueda permanecer y continuar el tratamiento. Esto está al tema de las consignas, propuestas, todo lo que sea promover algo hacia el paciente, que no puede transformarse en un acto de intervención terapéutica, sino que es un acto de sostén desde donde el musicoterapeuta tiene luego que volver a su posición, dejándole nuevamente la iniciativa y promoviendo que sea el paciente quien configure la escena.

El abordaje clínico tiene varios aspectos; entre ellos el de determinar cuál es la indicación más adecuada para el paciente, si el tratamiento va a ser individual, grupal, familiar, o todo ello.

Nosotros, en general, en los pacientes que tenemos posibilidades de acceder a la familia, la incluimos en el tratamiento, especialmente en aquellos que tienen muchas dificultades, o en niños y adolescentes, o en pacientes con neurosis graves o psicosis. Incluimos a la familia porque ella es la que, de alguna manera, ha incluido al sujeto en la cultura, y también ha planteado modos relacionales que nosotros tenemos que detectar y diferenciar como más o menos saludables, y cuáles son los que hay que trabajar también con la familia a lo largo del proceso terapéutico.

En los casos de musicoterapia individual, hay un tema interesante y es que comparte el rubro "terapias individuales" con otras terapias que, hasta hace muy poco, eran las que hegemonizaban el rubro.

En el caso de la atención grupal es importante aclarar que no es el musicoterapeuta quien tiene que ocuparse de trabajar la dinámica de un grupo, salvo que esto sea el resultado de una conclusión común a un dispositivo interdisciplinario y todos los terapeutas asuman esa tarea. El musicoterapeuta, por el contrario, tiene que trabajar con la problemática de cada uno de los miembros del grupo.

Consideramos que el proceso de tratamiento en musicoterapia se realiza a través de un recorrido que va desde la recepción, pasando por la indicación, la admisión, la apertura de la historia clínica, el diagnóstico (por parte del musicoterapeuta) el tratamiento propiamente dicho y la decisión del alta. Cuando se cumple con este circuito, podemos decir que se hizo un tratamiento en musicoterapia. Cuando no se cumple o se cumple parcialmente, hay que evaluar muy bien si este cumplimiento nulo o parcial ha sido voluntaria y concientemente analizado y decidido por el musicoterapeuta o ha sido consecuencia de la presión institucional

Retomando ahora el tema de los enfoques clínicos queremos dejar en claro que todas las maniobras a que se somete al paciente deben surgir de las necesidades de éste, ser respuestas adecuadas a la singularidad de su problemática y estar orientadas hacia su resolución.

La acción experimental invasiva es aquella que no está de acuerdo con lo que el paciente intenta expresar. Por ejemplo, anticiparse a lo que el paciente va a expresar es una acción experimental invasiva que consiste en experimentar con el paciente a través de producir algún efecto, analizar ese efecto de acuerdo con supuestos, y en base a ellos, volver a intervenir. En investigación, se realizan bastantes acciones experimentales invasivas, pero siempre es en un contexto investigativo. Esto no las valida desde el punto de vista clínico, pero sí les da un lugar si se realiza con el conocimiento y el consentimiento por parte del paciente.

Por último, la integración y conformación de equipos de musicoterapia contribuyen a posicionar, dar contexto, y permitir un proceso realmente musicoterapéutico. Me parece un paso muy importante que en este momento, en los hospitales de la Ciudad de Buenos Aires, haya cada vez más equipos de musicoterapia. Esto no plantea ninguna contraposición con los equipos interdisciplinarios, pero es como un paso; es decir, nosotros hemos pasado por los equipos interdisciplinarios sin pasar por los equipos de musicoterapia, como hemos hecho muchos saltos en ese sentido, y esto ha confundido nuestra identidad como profesionales.

La recepción de la consulta espontánea también se empieza a estar dando en algunos hospitales, y eso es otro paso muy importante. Nos da a nosotros capacidad y autonomía, ya que a los pacientes los diagnosticamos nosotros. Nos permite trazar una dirección de la cura y conducir el tratamiento. Y para terminar podemos evaluar a través de criterios de alta que estén en relación con ese momento inicial del diagnóstico, es decir, podemos evaluar lo que le pasó al paciente durante el proceso, porque entendimos qué le pasaba cuando llegó, qué le fue pasando durante el tratamiento y qué resultados se alcanzaron.

(Extractado de una presentación realizada en la Conferencia Argentina de Musicoterapia)

Lic. Rubén Darío Gallardo
Buenos Aires 2003

Grupo de Pacientes de Hospital de Día Terapeutas:
MT. Rubén Gallardo - TO. Ana Fattet

"... Eduardo me ata y me arrastra por el suelo, sumándose al ataque Valeria; José se une a ellos e involucra en el ataque a Ana. Entre los tres nos arrastran, nos atan con telas y sogas, nos dejan amarrados a distintos puntos de la sala, para finalmente cubrir nuestros ojos con antifaces.

A partir de ese momento, los pacientes asumen el control de la situación. Y para que no queden dudas sobre este dominio comienzan a ejercerlo y a demostrarlo batiendo palmas y golpeando cañas en el suelo, cada vez más cerca de nosotros; nos atan mucho más fuertemente, toman posesión del grabador y del control de la música y... me sacan los zapatos.

La preocupación por nosotros, expresada de múltiples formas, confirma el carácter lúdico y simbólico en el que se desarrollan las escenas y la presencia de los límites que siguen actuando, más allá de quiénes sean los encargados de establecerlos, con el sentido adecuado a las circunstancias: contención y posibilidad.

Se hace un largo silencio y, al cabo de un tiempo, nos ponemos de pie y comenzamos a desatarnos con el permiso implícito del grupo, pero sin que nos brinden ninguna ayuda. Mientras nos soltamos, José y Eduardo golpean sus cañas contra el piso hasta romperlas.

Luego de esto nos aproximamos (José se sobresalta como temiendo una represalia) y damos una vuelta por la sala. La escena había concluido."

Esta descriptiva sesión grupal con pacientes que, supuestamente, no tendrían la capacidad para establecer sus propios límites, mucho menos los de otros, (estructuras border-line o psicóticas) vuelve a confirmar que depende de la actitud del musicoterapeuta si un grupo podrá o no hacerse cargo de su propia dinámica relacional.

Grupos de Musicoterapia

Autora: Lic. MARÍA JULIANA MARASSI

Introducción

Desde el comienzo de mi tarea profesional en Musicoterapia he desempeñado mi trabajo clínico participando como co-terapeuta o conduciendo tratamientos a través de dispositivos grupales. En todos los casos esto ha sido debido a la perspectiva de trabajo institucional y a los lineamientos del marco conceptual al que adherían dichas instituciones.

A lo largo de todo este tiempo, en el contacto constante con la clínica grupal me fueron surgiendo diversos interrogantes. Pero mi inquietud mayor era (y continúa siendo) la de hallar algún marco conceptual existente propio de la Musicoterapia posible de ser articulado con la práctica clínica grupal. Y que dicho marco teórico esté en relación con la modalidad propia de trabajo.

Ha sido difícil para mí delimitar las preguntas que dirigieron este escrito ya que todas las que se iban planteando resultaban muy abarcativas y su desarrollo muy extenso en función de esta presentación.

Para el desarrollo de este trabajo se ha seleccionado la investigación bibliográfica como método. Dicha investigación se realizó de la siguiente manera: para el desarrollo de la temática acerca de los grupos y sus desarrollos teóricos se consultaron los siguientes autores, Sigmund Freud, R. Romero, Ana María Fernández, Dora García y R. Kaëss.

Y dentro del ámbito de la Musicoterapia se leyó material de los autores: Rubén Gallardo, R. Benenzon, G. Wagner, P. Pellizari, S. Satinosky, J. Alvin, T. Gaston. También se recurrió como fuente bibliográfica a las actas del 1ra, 2da, y 3era Conferencia de Musicoterapia en donde están presentes numerosos trabajos de colegas musicoterapeutas expuestos en dichas ocasiones.

Cabe aclarar que no es motivo de este trabajo el cuestionar las nociones de grupos ya existentes, ni poner en discusión las teorías planteadas desde ciencias como la Sociología y la Psicología acerca de este tema. Pero sí lo es el comenzar a reflexionar con el fin de esclarecer cuestiones que definan o enmarquen la elección del dispositivo grupal como estrategia de tratamiento terapéutico en el ámbito de la Musicoterapia.

Entiendo que llegar a la dilucidación de este tema pueda resultar un proyecto muy ambicioso, por lo tanto, este será el inicio de un camino a seguir. Y espero que sea de manera compartido con los colegas que día a día viven profesionalmente la experiencia de coordinar grupos en Musicoterapia.

Las preguntas que surgen acerca de lo mencionado anteriormente son:

1. ¿Por qué el trabajo musicoterapéutico tiene predominancia grupal con respecto a tratamientos individuales?
2. ¿Existen implicancias de los atravesamiento institucionales sobre los espacios de tratamientos musicoterapéuticos en grupo?
3. ¿Qué observar y privilegiar como musicoterapeuta ante la trama grupal para el trazado de una estrategia de tratamiento de intervención?

   Estas preguntas y las que pudieran surgir en el devenir del presente trabajo intentarán hallar una respuesta desde el diálogo entre la experiencia de la clínica con grupos y el material bibliográfico seleccionado a tal fin.

El GRUPO como hecho real preexiste a toda definición y estudio que se ha hecho acerca de él. Es una realidad más allá de las diversas teorías que diversas disciplinas han establecido como marco de dicho fenómeno.

Estas teorías y sus desarrollos tienen sus comienzos en un determinado momento histórico y en un contexto social particular en donde se comenzó a experimentar sobre pequeños grupos y a implementarse en ellos métodos y técnicas propios de las disciplinas que los abordaban. En ocasiones también se tuvo la necesidad de crear nuevas herramientas tecnológicas para hacerlo.

La Musicoterapia coincide en tiempo y espacio con esta nueva mirada hacia las producciones del grupo como una alternativa de abordaje terapéutico.

Recorrido histórico

Se hace necesario para entender y responder a la primera de las inquietudes planteadas realizar una genealogía de la Musicoterapia y la utilización del dispositivo grupal como estrategia de intervención en el marco del tratamiento terapéutico.

El GRUPO ligado a la génesis de la Musicoterapia Científica

De acuerdo a lo anteriormente mencionado, podría ubicarse al grupo como forma de intervención desde la génesis de la Musicoterapia en su etapa científica. La misma, ha planteado como modo de intervención lo grupal desde la condición social del arte musical. Al tomar a la música como eje del tratamiento musicoterapéutico le atribuyó al acontecer del grupo las connotaciones de ser representativa como expresión simbólica de una civilización, de una sociedad, de un grupo[1]. Esto podría hallar su motivación en las ligazones existentes desde tiempos inmemoriales entre la música y la salud, la música y su condición divina y mágica, etc. Ya que de esta manera es como la encontramos presente en diversas manifestaciones sociales en distintas civilizaciones y de manera continua en la evolución de las sociedades.

Históricamente se le atribuyó a la música efectos "sanadores", a partir de cierta capacidad de resultar convocante, socializadora, expresiva, emotiva, universal, etc. Estos efectos más la condición gregaria del hombre han hecho de la música privilegiada en lo que refiere a ella como unificador entre los seres humanos que encuentran en la música una excusa para congregarse y aunar espíritus.

Los primeros profesionales de la Musicoterapia tomaron esta realidad como uno de los pilares conceptuales desde donde desarrollar sus prácticas y fundamentarlas en algunos casos, aunque haciendo esfuerzos para hallarle respuestas en el campo de la ciencia y no de las creencias populares y/o religiosas.

1 Alvin, Juliette. "Musicoterapia".pág. 121

Juliette Alvin dirá, en su libro "Musicoterapia", con respecto a los grupos musicales integrados por pacientes y coordinados por terapeutas "*... les ayuda a satisfacer cierto número de necesidades sociales dentro del grupo: brinda la oportunidad de elegir la libertad de expresión [...] ayuda a corregir o a desarrollar algunas actitudes. El grupo musical es un una situación protegida de la cual pueden surgir directores, asumir responsabilidades y les permite tomar decisiones por sí mismos o por el grupo...*" [2].

Aquí la música se halla funcionando como modelo condicionante en donde cada integrante debe poner su esfuerzo en que se respete el hecho estético musical en su forma y contenido. En ese contexto se podría definir a la idea de "Musicoterapia en grupo" como un lugar donde la vinculación de los integrantes de un grupo se halla en el objetivo de "hacer música juntos" y desde allí hacer lecturas de las producciones sonoras realizadas, tanto en su aspecto fenomenológico, como así también de la dinámica que se observa durante dichas producciones.

Musicoterapia en la Argentina

Continuando con el recorrido histórico y situándonos en nuestro país, se encuentran en desarrollo diversas líneas de pensamiento que tienen como objetivo delimitar un campo conceptual propio dentro de la Musicoterapia y que avalen su práctica como disciplina de la Salud.

La formación de grado en las distintas universidades en donde se dictan las carreras de Musicoterapia, incluyen en sus programas materias específicas de teorías grupales, o las enmarcan dentro de asignaturas donde se aborda la clínica musicoterapéutica. Cada una de estas instituciones sigue diversas corrientes teóricas y epistemológicas que determinan (en el mejor de los casos) el criterio con el que se ha de elegir el dispositivo grupal en función del tratamiento de él/los pacientes. Y cómo luego analizar e intervenir a través de la utilización de la metodología y las técnicas específicas. Esta visión otorgada por la formación académica es fundamental como atravesamiento para el desenvolvimiento profesional y ético de los musicoterapeutas, ya que sienta los preconceptos con los que luego se ejerce la clínica en todas sus modalidades y cómo se posiciona frente a las demás disciplinas.

Pero volviendo a las cuestiones acerca del primer interrogante planteado, es importante tener en cuenta otras situaciones que influyen sobre este tema.

El contexto de la inserción de los musicoterapeutas en el ámbito laboral de la salud es, predominantemente, a través de instituciones tanto públicas

---

2 Alvin, Juliette, "Musicoterapia" .-pág. 162

como privadas. En ellas se observa la constante elección del dispositivo grupal para la implementación de diversas disciplinas de la salud, incluidas la Musicoterapia (con excepciones de casos puntuales de derivación a tratamientos individuales por situaciones específicas). De esta manera es que han sido incluidos los musicoterapeutas en las mismas, situándolos en la coordinación de grupos generalmente ya formados y ubicando así a la Musicoterapia como una alternativa de tratamiento mayoritariamente en el campo de lo grupal.

Del material bibliográfico leído se infiere que la elección del dispositivo grupal como tratamiento está pre-determinada (en la mayoría de las veces) por la institución a la que asiste tanto el musicoterapeuta como el paciente. A su vez, dichos profesionales asumen como lineamientos propios los de las instituciones en donde desempeñan su labor. Es a partir de allí que las lecturas de los diversos "acontecimientos" que suceden en los grupos se explican desde la conjunción de la concepción musicoterapéutica por un lado, y la institucional por otro, determinando en consecuencia, la observación, entendimiento, la selección y utilización de diversas técnicas para la intervención en función de tratamiento del paciente.

Esto se desprende de numerosos trabajos presentados en conferencias, simposios y otros eventos donde tiene lugar la difusión de la profesión y publicaciones.

Por último es oportuno dar cuenta de que en el ámbito del trabajo privado en consultorio particular se observa que la atención al paciente se lleva a cabo mediante sesiones individuales.

Atravesamientos institucionales

Como se mencionó anteriormente, las instituciones, ya sean privadas o públicas, son las que definen en muchos casos el tipo de abordaje de la Musicoterapia y otras disciplinas tomadas como "auxiliares" de otras hegemónicas (psiquiatría y psicología) dentro del ámbito de la Salud.

Esta es una realidad avalada desde nosotros, los musicoterapeutas, se sostiene desde el sometimiento y la aceptación de esta situación. Ya sea por mantener la situación laboral o por el lugar que se le da a la profesión desde algunos ámbitos de formación académica.

Pero esto no es novedoso; en su libro "Teoría de la Musicoterapia", volumen 1, el Lic. Rubén Gallardo escribe: "Existe para el musicoterapeuta un lugar ya pre-determinado como entrenador-pedagogo-tallerista-recreacionista que en general, es el principal fundamento de la demanda desde la que es convocado"[3] y que, según sus palabras, pone al profesional musicoterapeuta entre dos alternativas, "Si el musicoterapeuta se somete a ese rol, la Musicoterapia corre el riesgo de desdibujarse como profesión. Si el musicoterapeuta, en cambio, se afirma en su posición corre el riego de perder su empleo"[4].

Al incluirse en la institución, el musicoterapeuta muchas veces debe comulgar con las metodologías y lineamientos teóricos en las que se basa la institución para el tratamiento del paciente. Esta situación se encuentra solapada de manera implícita, en ocasiones en el trabajo de equipo interdisciplinario institucional, en donde el "lenguaje" debe ser común a todos sus miembros para ser "entendido" y así puesto en valor. Como consecuencia, se comienzan a tomar conceptos de otras disciplinas, generalmente las denominadas "hegemónicas" que en un momento serán "impuestos" y luego "enajenados". Ya que toda explicación teorizante sobre la clínica o la formulación de hipótesis de trabajo comienzan a circular desde estos conceptos ya adquiridos. De no suceder, pasamos a ser "extranjeros" que fascinan con el acento no usual y la fantasía de su origen entre mágico y mítico. Esta es la trampa, interesar desde lo exótico, lugar que no permite discusión, desde donde nadie más que nosotros podemos hablar y entre nosotros. La claridad de conceptos, la especificidad de terminología, dando cuenta de resultados en la clínica abre a discusión, pero es un riesgo cuando no se tienen bases sólidas.

Estas bases son las que pueden permitir la elección de implementar o no los modelos institucionales frente a la situación de tratamientos desde dispositivos grupales.

Sucede, (me ha sucedido) coordinando grupos, que la postura ante la situación grupal esté marcada por la estructura institucional y sus leyes. Tomarlas y recrearlas aparece como imperativo ante la formación académica que generalmente aborda esta temática desde la Dinámica de Grupos, la modalidad de "grupos operativos" o de taller, caminos más cortos a transitar que la propia búsqueda en la articulación de estos conceptos a lo específico de la profesión.

Por lo tanto, las Instituciones por donde transitamos ejerciendo nuestra práctica demandan desde su lógica el cumplimiento de requisitos conceptuales que marcan su andar y retroalimentan una posición cómodamente adaptable desde las falencias de la formación y la aceptación tácita de la comunidad profesional. Y que podría ser leída como "el beneficio secundario de la enfermedad".

Para hacer un análisis más profundo de esta situación se necesitaría un trabajo de investigación que arroje datos sobre el lugar que se asigna o pre-

3 Gallardo, Rubén, "Teoría general de la Musicoterapia", vol. 1 , pág 195.
4 Gallardo, Rubén, op. Cit. Pág. 196.

tende asignar a los musicoterapeutas en instituciones tanto públicas como privadas y cómo son ocupados y asumidos por ellos.

Para hablar sobre lo planteado en la tercera cuestión mencionada al comienzo de este trabajo parto desde la propia experiencia.

Trabajar con un grupo dentro de una institución significó para mí construir un espacio y toda una idea acerca de lo que ello significaba. Una construcción que demandó conocer los objetivos y necesidades de la institución con respecto a los pacientes y así también a los terapeutas con los que compartí equipo interdisciplinario. Por lo tanto, en cada lugar de trabajo se superponían por momentos la direccionalidad del tratamiento del equipo de profesionales y los conceptos desde el ámbito profesional de la musicoterapia y su ética.

En ocasiones no eran coincidentes ambas perspectivas. Era allí donde, ya sea por inmadurez profesional o por falta de claridad en cuestiones de la clínica consecuentes a falencias en la formación, surgía la angustia y la búsqueda de conciliación entre ambas.

En el recorrido realizado a lo largo de diez años de ejercicio profesional podría mencionar tres tipos diferentes de dispositivos grupales y que resultan consecuentes a la política institucional y a sus lineamientos teóricos. A su vez también pueden analizarse la posición y la figura en donde me he ubicado en dichos espacios.

Grupos instituidos según:

- *Grupo de Musicoterapia en servicio de pacientes crónicos*: pacientes que estaban presentes en un determinado lugar y se congregaban en torno a la actividad que los convocaba. Espacio no obligatorio, de permanencia selectiva.
- *Grupo de Musicoterapia en Hospital de Día*: objetivo terapéutico de socialización. Debían participar de manera obligatoria a Musicoterapia y a todas las demás actividades. El criterio de agrupabilidad, definido desde la admisión a Htal de Día.
- *Taller de Musicoterapia en Centro Educativo Terapéutico*: coordinando diferentes grupos armados desde las posibilidades en común de los pacientes que los conformaban. Similitudes de características patológicas o de comportamiento. En algunos casos por edades. Los grupos transitaban por las diversas actividades del C.E.T. conformados de la misma manera.

Rol dentro de la institución:

- coterapeuta de otro musicoterapeuta
- coordinador musicoterapeuta

Otros espacios de trabajo musicoterapéutico en la institución

- equipo de musicoterapia
- equipo interdisciplinario

EL CASO J. Musicoterapia en Salud Mental

Autora: Prof. Lic. Patricia B. Cabrera*

Musicoterapia en salud mental

El caso que se relata a continuación consiste en el primer tratamiento de Musicoterapia en forma individual, llevado a cabo entre los primeros días de abril de 1998 hasta fines de marzo de 1999 en el Hospital de Día Matutino del Servicio de Psicopatología y Salud Mental del Hospital "Dr. Teodoro Álvarez".

Situación institucional

J. ingresa al Hospital de Día a causa de instancias judiciales, en el año 1997, debido a un incidente ocurrido durante las vacaciones en la playa, en el que acosó a dos adolescentes.

Concurre en forma discontinua a Musicoterapia, la única actividad grupal a la que asiste, permaneciendo en la sesión unos pocos minutos.

Asiste con asiduidad a su control semanal de medicación y a su terapia individual, donde las sesiones no pasan de los diez minutos, al decir de su terapeuta "porque no habla".

Teniendo en cuenta esta información, podemos decir que el ingreso del paciente a la institución se realiza por derivación, dado que el paciente ingresa orden del Juez ante el diagnóstico elevado por el psiquiatra forense.

La modalidad de la consulta consiste en Musicoterapia individual como tratamiento simultáneo a la psicoterapia psicoanalítica.

Situación familiar

La responsable de J. es su madre con la que vive, ya que su padre había falleció hacía unos años y sus hermanos (refiere que son dos varones y dos mujeres, según J) están casados o no viven con ellos.

Generalmente, la madre de J. tiene como modalidad buscar actividades por fuera del Hospital de Día, tales como un acompañamiento terapéutico, con un acompañante que no pertenece al hospital y que no se comunica con los profesionales que atienden a su hijo.

Teniendo en cuenta la situación familiar, podemos observar:

- *Respuesta a la sintomatología y capacidad de contención*: excepto la madre que se halla claramente fusionada con J, sus hermanos no se involucran con la problemática y por lo tanto no se observa demasiada contención.
- *Comprensión de la problemática*: quizá de parte de su madre hay cierta comprensión pero tiene una gran incapacidad para no estar fusionada con él, por lo cual no puede funcionar saludablemente.
- *Valoración de la producción*: las producciones de J no suelen ser valoradas; por un lado, porque son producciones relacionadas con la enfermedad (esquizofrenia) y por el otro, porque en general prevalece la molestia que J. genera en su familia. Inclusive su madre lo considera como "su gran preocupación"
- *Colaboración con el tratamiento*: hay una supuesta colaboración que rápidamente se desmantela cuando se realizan intervenciones orientadas hacia la salud del paciente.
- *Distribución de la problemática*: la problemática se halla centrada básicamente entre la madre y J.

Antecedentes psicopatológicos

(Resumen de historia clínica con que viene derivado por el psiquiatra forense)

- Nace por parto distócico, (doble circular de cordón).
- Presenta un desarrollo neurológico anormal y un trastorno esquizoide de la personalidad que data de los 17 años de edad.
- No reconoce su enfermedad.
- Tiene sensopercepción retardada, alucinaciones auditivas, atención correcta y aspecto tranquilo.

- Comienza a aislarse en segundo año de la escuela secundaria.

El diagnóstico que acompaña esta descripción es de psicosis crónica (esquizofrenia simple crónica.)

Fenomenología

En general el aspecto de J. es de abulia y desinterés, expresándose notablemente a nivel corporal.

Usualmente realiza actividades orales tales como fumar, cantar y comer en forma compulsiva. (Es de talla grande y obeso y tiene dificultades respiratorias tales como apnea de sueño).

Demanda

El acompañante terapéutico de J. se entrevista conmigo para verbalizar una demanda de la madre: "si yo conozco a alguien que le pueda enseñar canto". Le propongo que J y su madre se entrevisten conmigo.

A la semana siguiente, asisten ambos a la entrevista. Él refiere que le gusta cantar y su madre, que "*está todo el día cantando con el grabador pero se queda sin aire. Sería bueno que le enseñes cómo hay que cantar...*" J. acota: "*se me va la voz*".

Oferta

Planteo la situación en la reunión de equipo, donde propongo, si están de acuerdo el psicólogo de J. y el director del Hospital de Día, darle un espacio individual de Musicoterapia para acotar aquella modalidad de la madre frente al tratamiento de estar adentro y afuera, o más bien de no estar ni adentro ni afuera.

Le ofrezco un espacio semanal de una hora, después de la actividad de Musicoterapia grupal, debido a que ese es el único día en que el paciente asiste concretamente al hospital de día.

Tratamiento

La actividad individual con J. se realiza en un consultorio de Hospital de Día adonde llevo las herramientas básicas que utilizamos en Musicoterapia como la guitarra, los cancioneros del Hospital de Día, el grabador, los instrumentos.

J. trae lo que escucha en su casa. Inmediatamente propone cantar un tema, que yo lo grabe y luego escucharse.

De esta manera, el espacio es configurado por el paciente quien propone qué es lo que se va a hacer en Musicoterapia. Al no darle una consigna directiva, él se apropia del espacio y, desde esta apropiación, propone una actividad, relacionada con la demanda (vehiculizada por su madre) y luego con su problemática que va apareciendo paulatinamente.

Es importante comprender que existen diferencias respecto a cómo llega un paciente a Musicoterapia:

- *Demanda*: es lo que se pide en función de lo que se espera del tratamiento en Musicoterapia. Generalmente está basada en las expectativas sobre el tratamiento, que tienen que ver con curarse o eliminar un malestar, si bien no siempre lo que se demanda es la cura. Es el motivo por el cual se solicita iniciar un tratamiento. El mismo puede ser verbalizado por el paciente, por un familiar o persona a cargo o por algún profesional que aconseja realizar Musicoterapia.
- *Motivo de consulta*: es el por qué viene el paciente a Musicoterapia. Es importante diferenciar la demanda del motivo de consulta (teniendo en cuenta que los límites que las diferencian son bastante cercanos), ya que a veces el motivo de consulta se origina en la curiosidad por el tipo de tratamiento, en la derivación de otro profesional que estima beneficioso el tratamiento en Musicoterapia, etc. pero sin que haya una demanda del paciente o sus representantes respecto a curarse.
- *Problemática*: Consiste en aquello que origina lo que le ocurre al paciente, que le causa un malestar o un trastorno sociocultural, vincular, etc. y por el cual consulta él o quien lo represente. La problemática puede estar relacionada o no con una patología de base, con una estructura psíquica, con una dolencia física o con una situación sociocultural y/o vincular
- *Síntoma*: Es la experiencia subjetiva negativa que refiere el paciente y/o quien lo lleve a la consulta, recogidas por el musicoterapeuta en la primera entrevista. Es la manifestación visible relacionada con la problemática.

Sesiones

En los primeros encuentros, aparecen canciones e intérpretes que son los preferidos de su madre.

J. canta solo. Imita los clichés de los intérpretes de las canciones que trae. No acepta acompañamiento de ningún tipo.

En la escena, yo soy un objeto más: el que ante sus indicaciones aprieta el "rec" del grabador y el "stop" según el momento que él decide.

Paulatinamente, van apareciendo intérpretes que le gustan a él y también canciones que son de su preferencia. Me pide que lo acompañe con la guitarra o que haga un coro en determinada parte de la canción.

Comienza a decir en las escuchas de sus producciones "que en la primera (versión) canté rápido", "que la segunda salió mal", etc.

En el momento que aparece la música que le gusta, comienza a permitirme la entrada dirigida por él, ya sea con la voz o la guitarra.

J. es el protagonista de este espacio y va desplegando su singularidad en él. Aparecen recuerdos asociados a estas canciones. Ahora las canciones tienen historia, la historia de J.

También aparecen situaciones imaginarias relacionadas a los temas que tratan las canciones.

Analizando estas escenas, se puede observar que durante el tratamiento se pone en juego conmigo una relación con una mujer que le permitió ponerla en lugar de objeto. De esta manera, al haber de mi parte un deseo de J. (expresado como deseo de cura) se juega conmigo quizá una relación maternal "suficientemente buena" como para permitirle algún tipo de armado subjetivo.

Esta situación se contrapone al "deseo de muerte" que permanentemente circunscribe el vínculo con su madre (quién también lo manifiesta en la vida cotidiana, ya que no le mantiene la dieta hipocalórica, le compra todos los cigarrillos que quiere, boicotea el tratamiento, etc.).

En otras oportunidades, J. se pone ansioso cuando lee y se le dificulta comprender las metáforas en las letras de las canciones. Trata de encontrarle el sentido y me pide que le explique qué es lo que quiere decir el autor.

Debido a que la función simbólica está comprometida, comprendo que las intervenciones deben hacerse en forma tangible y directa.

Ante esta situación, buscamos la forma de comprender globalmente y no en forma parcial lo que quiere decir el autor de la canción. De esta manera, mi intervención es para que no se le disipe el sentido del cual él se puede apropiar y también para que no se sienta abandonado en esta dificultad.

De esta manera, se le responde de otra forma, tratando de acercarlo a sus posibilidades de simbolización en contraste con la operación que juega todo el tiempo la madre en el plano de lo real.

A las pocas sesiones, trae la música que escuchaba su padre y a raíz de esto, pide cantar un tema del cancionero (Cantares) que le gustaba mucho a su papá.

Me pide que lo cante yo para recordar la melodía y luego lo canta él sólo, con acompañamiento de guitarra y desde las posibilidades de su voz de barítono (no me imita a mí).

Aparece una figura representativa presentificada por medio de un objeto analógico (los CDs) en los qué, de alguna manera se juegan los recuerdos, las investiduras y una posibilidad de simbolizar una presencia olvidada (o negada) a partir de un objeto.

Para sostener esta presencia simbólica que se le escapa, me pide que lo "sostenga" por medio de recordarle "cómo era la canción" y por medio del acompañamiento con la guitarra.

Luego, en posteriores sesiones, van apareciendo algunos cambios dentro del escenario acústico relacional: cambia la voz de J., aparece el silencio como organizador de la estructura musical estableciendo pausas; aparecen algunos cambios de intensidad. Ya no le importa quedarse sin voz: ahora le importa si canta con "sentimiento". Junto con esto, surgen modificaciones en sus posturas corporales.

También aparecen otros cambios: me pide que cante con él, me dirige para hacer un dúo donde quiere que alterne mi voz con la de él y, en esta ocasión, puede dar cuenta que hubo una equivocación, señalarla y reírse. Reírnos. Compartir la risa.

La posibilidad de poner en juego soportes analógicos (es decir algunas semejanzas que por comparación sirven de sostén al proceso evocativo), le permite a J. configurar su escenario acústico relacional y, de esta manera, jugar otras posibilidades relacionales y vinculares diferentes a aquellas a las que estuvo expuesto desde la más temprana edad.

La relación continua de fusión con su madre, (que excede las características propias de la patología de base de J.) se puede comprender teniendo en cuenta "vivir en el cuerpo de la madre es un acontecer psíquico y no solamente físico".[5]

Las sesiones individuales fueron abriendo la posibilidad de que el paciente se incluyera en Musicoterapia grupal pudiendo permanecer durante toda la sesión.

También posibilitó que J. pudiera permanecer en su sesión de terapia individual y hablara... de lo que hacía en Musicoterapia, enlazando vivencias y recuerdos

En función de lo anteriormente citado, interpreto que las dificultades para participar en Musicoterapia Grupal son análogas a las dificultades

5 RODULFO, R. Dibujos fuera del papel. Buenos Aires. Editorial Paidós. 1999.

que cotidianamente él vive con su grupo familiar.

La posibilidad de vincularse con otro en un grupo, supone que se haya tenido la experiencia primordial de vincularse con otro sujeto diferente que lo reconozca como tal.

Considero que su ansiedad y dificultad en el trabajo grupal se relaciona (teniendo en cuenta lo dicho anteriormente) con una posible sensación de inexistencia de sí mismo.

Para la fiesta de fin de año, donde sus compañeros prepararon canciones para cantar, J. pidió que se escuchara la grabación de su versión de Cantares. Versión significativa a partir de la cual se transformaron sus cantares.

Las características propias del Escenario Acústico Relacional basadas en el posicionamiento clínico que esta conceptualización teórica (surgida de la experiencia clínica) conlleva, posibilitaron que en Musicoterapia J. dejara de ser "cantado" para ser protagonista de su canto en un lugar particular donde se privilegian las configuraciones realizadas por el propio paciente.

Derivación

Durante el trabajo con J. comenzaron a aparecer cuestiones relacionadas con la sexualidad, que le daban pudor hablar conmigo. Comentaba que le gustaría tener un amigo para hablar de "cosas de hombres", ya que con su hermano no había un nivel de diálogo que le permitiera compartir estas inquietudes.

Debido a que en un par de meses comenzaba el período de vacaciones, consideré oportuno derivar antes de las mismas al paciente a un colega varón, para darle oportunidad de poner en juego otras modalidades relacionales.

En esta situación se hace necesario implementar la derivación como una intervención para posibilitar ampliar el espectro de figuras representativas.

Se escucha la demanda del paciente y se procede a darle un curso viable.

De alguna manera, hay algún tipo de intención en él de cortar esta "simbiosis" con esta "madre" que es la musicoterapeuta y esta "madre suficientemente buena" tiene que permitir la entrada del otro con el cual "hablar cosas de hombres".

Por ese motivo y ante una nueva demanda de Musicoterapia a domicilio, le propongo derivarlo con un colega de mi confianza.

Durante el lapso en que terminó su tratamiento conmigo y antes de comenzar a trabajar con el otro profesional, me llamaba por teléfono y mantenía charlas muy lúcidas y coherentes.

También me pidió que le grabara una copia de su versión de "Cantares" para tenerla consigo.

Generalmente me llamaba cuando su madre salía, ya que cuando ella estaba, le acotaba cosas todo el tiempo o le decía que no me moleste.

Conclusiones

Teniendo en cuenta el proceso llevado a cabo con el paciente podemos concluir que al permitirle configurar–se en el Escenario Acústico Relacional, J. ha podido cargar de afecto algunas cosas más de las esperadas por su condición de "esquizofrénico". Ha investido a la Musicoterapia, a la musicoterapeuta y a su versión singular de "Cantares" con todo lo que esta significaba.
Por eso podemos decir que:

- Las problemáticas son independientes de la estructura psíquica, de la patología de base y de cómo afecta a cada ser humano una situación en particular.
- La singularidad de la persona humana, es la que establece el espectro de mayor o menor salud respecto a aquellas cuestiones que pueden desestabilizar el equilibrio en la vida cotidiana.

* Musicoterapeuta USAL 1996. Licenciada en Musicoterapia USAL 2001. Profesora Universitaria en Musicoterapia USAL 2004.
- Carrera Hospitalaria: Concurrencia en Musicoterapia Completa. GCBA. Secretaría de Salud. Hospital General de Agudos Dr. Ignacio Pirovano. Centro de Salud Mental y Acción Comunitaria N° 1
- Musicoterapeuta en Hospital de Día: - Servicio de Psicopatología y Salud mental. Hospital Teodoro Álvarez. GCABA 1996-2001; del Centro Médico Psicoasistencial. Dr. Rolla 2007-2008 - Hospital de Día del Instituto Argentino de Neurociencias 2006, de la Comunidad Terapéutica para pacientes duales, de la misma institución y Servicio de Musicoterapia del Hospital Universitario Maimónides Mutual AMASS "Luis Viale". Consultorios externos.
- Desde el año 1996, docente en la Licenciatura en Musicoterapia en distintas Universidades: Universidad del Salvador, Universidad de Buenos Aires y Universidad Maimónides donde continúa. Docente titular de la Licenciatura y la Maestría en Psicogerontología (presencial y a distancia) de la Escuela de Gerontología. Universidad Maimónides.
-Coordinadora de la Secretaria de Investigación de la Licenciatura en Musicoterapia. Universidad Maimónides.
- Presidente del Capítulo de Musicoterapia y Salud Mental de la Asociación Argentina de Salud Mental y Directora del curso virtual "Introducción a la Musicoterapia Clínica" 2007 y 2008.

Paciente C. B (20 años): Tratamiento en Consultorio Privado

Autor: MT. Rubén Gallardo

Reproduzco aquí algunas letras de canciones compuestas por este paciente para ser interpretadas durante cada sesión acompañándose con su guitarra.

En ellas expresa crudamente la realidad de su mundo perceptual, las situaciones confusionales a las que se ve sometido y los intentos por resolver las contradicciones que se le presentan.

El espacio de Musicoterapia promueve que esta modalidad de expresión tan singular encuentre reconocimiento y re-significación.

"EL DESEO ESTÁ ATRÁS DE LO QUE NO SE VE
YO ESTOY AL REVÉS DE LO QUE QUIERO VER
LO CONTRARIO DE LO QUE A ELLA* NO LE GUSTA"
* (Su hermana)
"CUANDO ESTOY SOLO ME SIENTO ENTERO
YO SOY PARTE DE LAS OTRAS PERSONAS
Y ME VEO COMO UN VAGO"

A VECES ME QUIERO PARECER A OTRA PERSONA
PERO NO ESTOY CONFORME CON ESO
ES COMO SI TUVIERA IMAGINACIONES
DEL CODO HASTA LA BOCA"

"NO AGUANTO A MI HERMANA QUE ESTÁ ESTUDIANDO
ES COMO SI ESTUVIERA HABLANDO DE MÍ
ESTOY EN EL BAÑO Y ESCUCHO COMO SI HABLARAN DE MÍ
CORTAN LA LÍNEA DE PENSAMIENTO MÍA Y PIENSAN ELLOS"

"DESPUÉS ME ENTERO QUE NO ES REALIDAD,
QUE NO ES ASÍ
MI ABUELO TIENE PROBLEMAS
Y ES COMO SI LOS TUVIERA YO"

"AY! QUÉ DESASTRE ES MI CABEZA
ES COMO SI LA FRENTE FUERA CHICA
ES HORROROSO"

De distintos oficios que se le ocurren elige el de artista y, más precisamente, guitarrista y entonces filosofa:

"PARA AGARRARSE DEL PASAMANOS DE LA VIDA
ÉSTA TIENE QUE TENER SENTIDO
EL SENTIDO DE LA VIDA ES ESTAR PERDIDO"

Para seguir con una serie de letras descriptivas de su forma de sentir y hacer.

"CAMINANDO DE AQUÍ PARA ALLÁ
SOLO, CON LAS MANOS ATRÁS;
ESPERO ALGO
PIENSO EN SI ME VOY A SUICIDAR
O NO ME VOY A SUICIDAR

DEL SUICIDIO PARA ATRÁS*
PARA VER QUÉ COSAS ESTÁN BIEN
Y QUÉ COSAS ESTÁN MAL
YO PUEDO, A VECES SÍ, A VECES NO"

* (Como una película en retroceso)

"ESTOY ADENTRO DEL HORNO
NO PUEDO SALIR DE ADENTRO DEL HORNO
ESTOY GOLPEANDO PARA QUE ME ABRAN
VIENE EL SONIDO DE LA AMBULANCIA
TRATAN DE SACARME DEL HORNO
ME PONEN EN LA MESA
SE CREEN QUE SOY COMIDA PERO NO LO SOY
ESTOY TODO QUEMADO
LOS OTROS SE PONEN DENTRO DEL HORNO
Y SE EMPIEZAN A QUEMARSE;
SE SUICIDAN DENTRO DEL HORNO"

Más adelante su canción hace un relato, desde su posición, en relación con los otros:

"LA IMAGEN DEL ESPEJO ME VE A MÍ
MI MAMÁ ESTÁ EN EL ESPEJO
LA VOZ TAMBIÉN SALE DEL ESPEJO
COMO SI YO FUERA MÁS, PERO SOY UNO
ES COMO SI USTED LE PREGUNTARA
A LA IMAGEN DEL ESPEJO"

Intenta reflexionar y autoevaluarse para tratar de encontrar alguna salida:

"YO FRACASÉ EN LA COMPRENSIÓN DE LOS DEMÁS
YO, SI ME VOY NO COMPRENDO,
SI ME QUEDO, COMPRENDO
ESTOY ENCERRADO
POR HABER FRACASADO
EN LA COMPRENSIÓN DE LOS DEMÁS"

"SI CONSIGO EL BENEFICIO DE ESTAR TRANQUILO
FRENTE A LA TELEVISIÓN
O UNA MIRADA PERSPECTIVA HACIA EL BALCÓN
ESTÁ ARREGLADO TODO"

"SI ALGUNA VEZ NO TUVE (TUVIERA) NUNCA
UNA FLOR NACIDA EN EL PASTO
DEL PARQUE DE LAS HERAS Y SALGUERO,
PODRÍA SER FELIZ"

La canción de Pedro y Pablo "Marcha de la Bronca" le promueve los siguientes comentarios:

"¿CÓMO RESOLVER LA SOLEDAD?
BRONCA PORQUE NO PUEDO ESPERAR
BRONCA POR LA IMPACIENCIA
BRONCA POR NO ESTAR DE ACUERDO"

"MOMENTOS PARA ESTAR SOLO
MOMENTOS PARA COMPARTIR
CAMINO A LA VERDAD
YO SOY EL DUEÑO DE LA VERDAD"

Luego, recurriendo a la prosa verbal dice:

"*Tener ideas para ir a caminar al Parque Centenario. ¿Qué haría antes de ir al Parque Centenario?: me prepararía para ir en buen estado; para no escaparme como puedo hacer sin decir que yo me quiero escapar.*

Ir por ir pero no por causa; aguanto por portarme bien; conocer no por escapar.

Usted me enseñaría a diferenciar las formas de hacer Redondeles (cosas que aguanta) que me hacen escapar?

En vez de Redondeles hablar. ¿Hablar qué? Proyecto o camino a la verdad. Estudiar lo mejor que tengo para estudiar: positivismo.

Lo mejor que tengo es el Ausente de mi Padre saliendo para Rubén.

¿De qué manera puedo considerar que tengo un Padre?. Si por ahí no está, estará por allá.

Es mejor prevenir a que no haya molestia para la curación; prevengo equivocarme; alguien me manda a prevenir (mi papá); me manda de una forma que no siento nada; tiene que haber una barrera de contención."

Aquí aborda decididamente el tema de los límites, las pérdidas y las elecciones; sus letras así lo refieren y canta:

"ES DIFÍCIL SACAR LAS COSAS
HAY COSAS QUE LLEVAN ACENTO Y ME PONGO DURO
VERME CON OTRO CUERPO
COMO SI LAS COSAS SE QUEDARAN AHÍ CLAVADAS"

"PIERDO MUCHAS COSAS
TENDRÍAN QUE QUEDAR LIBRES
PIERDO EL CONTROL
NO SÉ DÓNDE ESTOY YO"

"TIEMPO PARA PODER ELEGIR
NECESITO UN DESMORONAMIENTO
UNA ESTABILIDAD
TENGO QUE TENER UN SISTEMA"

"HAY VECES QUE NO SÉ SI ESTÁ BIEN
O ESTÁ MAL PODER ELEGIR
CON ESA TRANQUILIDAD
PUEDO ELEGIR COSAS"

"YO VENGO ACÁ
PORQUE ESTOY ABURRIDO EN MI CASA
NO SE POR QUÉ VENGO ACÁ,
NO TIENE SENTIDO"

Frente a reclamos y diferentes órdenes responde:

"SI DEJARA EL ACENTO
ESTARÍA DE ACUERDO CON LOS QUE ME GRITAN
ENTONCES YO LO CORTO ()
PORQUE NO ESTOY DE ACUERDO
Y ME RECLAMA LA CONCIENCIA"

"ACENTOS CORTADOS
NO PUEDEN IR MÁS ALLÁ;
UNA DEFINICIÓN ENTRE EL ACENTO
Y EL CORTE DEL ACENTO"

"AIRE ENEMIGO → 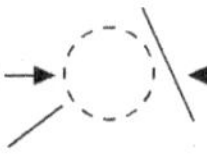 ← ESPALDA AMIGABLE"

"HAY UNA GUERRA QUE NO ACEPTO
ENTRE EL ACENTO Y EL CORTE"

Dialoga conmigo comentando cuestiones acerca de su cuerpo y de situaciones cotidianas:

"*Es como si tuviera un teléfono en el estómago. Mostrar el teléfono es que dos usan la misma cosa pero que luego quede en el cuerpo.*

Es como si no tuviera teléfono pero tengo; voy al teléfono pero me quedo; si atiende otra persona puedo mantener el teléfono en el cuerpo; la plata no me interesa y me interesa el cuerpo."

Vuelve a sus canciones:

"SACANDO BOLETOS EN EL COLECTIVO
LLEGANDO A MI CASA EN EL COLECTIVO
SENTADO EN EL PARQUE CENTENARIO
HACIENDO AEROBISMO TRANSPIRANDO"

"TIRÁNDOME EN EL LAGO
ME AHOGO EN EL PARQUE CENTENARIO
VIENE UN BAÑERO A SALVARME
TODA LA GENTE TIRÁNDOSE AL LAGO PARA SALVARME"

"NO ME SALVAN; ESTOY MUERTO
PERO ES MENTIRA, ESTOY VIVO
CUANDO FUERON A BUSCAR EL CAJÓN
YA ESTABA VIVO"

Compone acerca del deseo:

"AUSENCIA DE LAS COSAS
QUE ME GUSTARÍA TENER
SI MIRO ALGO QUE NO ES AUSENCIA
NO LO VEO
NO HACE FALTA SENTIRSE PRESENTE"

"DUERMO Y ESPERO HASTA VER
PORQUE SI NO NO TENGO ESPERANZA
SI DUERMO NO SÉ QUE DUERMO
DUERMO CON LAS COSAS QUE NO ME GUSTA VER"

"COMO EL DESEO ES IMPORTANTE
NO PUEDO HACER LÍO
POR NADA EN EL MUNDO
ME DESATARÍA DE ÉL
PORQUE SI NO ME QUEDARÍA
SIN EL PAN Y SIN LA TORTA"

"NO QUIERO PERDER LA ENVIDIA
PORQUE SI LA PIERDO
NO SE QUÉ COSA QUERÍA
CUANDO ESTABA ENVIDIANDO
POR ESO NO QUIERO PERDER EL DESEO"

Y la locura:

"LOCURA ES CUANDO UNO
VE LA PALABRA LOCURA EN EL AIRE
ENTONCES SÍ QUE ESTÁ LOCO"

Finalizando con:

NO SÉ

NO SÉ, NO SÉ, NO SÉ LO QUE HAY QUE HACER
NO SÉ LO QUÉ DECIR, NO SÉ, NO SÉ, NO SÉ
LA VERDAD ES QUE NO SÉ, NO TENGO IDEA
NO SÉ QUÉ ME PASA, NO SÉ, QUÉ SÉ YO
QUIERO SABER, PERO NO SÉ,
NO ESTOY BIEN
QUISIERA SABER POR QUÉ,
QUISIERA ESTAR BIEN

NO SÉ LO QUE ME HACE SUFRIR
SIEMPRE SUFRO, MÁS O MENOS
QUISIERA ESTAR BIEN, NO SÉ CÓMO EXPLICAR
ESTAR BIEN, SIN NINGÚN PROBLEMA, SIN SUFRIR
DESEO MUCHAS COSAS
YO QUIERO QUE SE CUMPLAN MIS DESEOS
PERO NO SÉ
POR QUÉ NO SE CUMPLEN"

Caso Clínico M.

Autora: Lic. María Eugenia Monferrán

Algunas palabras preliminares sobre un caso

Comparto este informe que presenté en el Centro de Salud Mental y Acción Comunitaria Nº 1 en el transcurso de mi concurrencia.

Como siempre me parece importante *el contexto* para el entendimiento, en este caso no es distinto, y por eso decidí que en vez de correcciones al informe, acercarles el contexto que explique el momento de mi ejercicio profesional en que lo elaboré, sin pasarlo por el tamiz que hoy podría ejercer, después de un recorrido que no tenía en ese momento.

El Lic. Rubén Gallardo estaba a cargo del caso y fui incorporada como co- terapeuta, como parte de mi formación dentro del ámbito de mi concurrencia.

Dicha formación la comencé en Marzo/1999, al finalizar mi formación de grado en la Universidad del Salvador (1995-1999), recibiéndome como la primera camada de licenciados del país, a través del nuevo plan que dicha Universidad había logrado gestionar.

Es decir que cuando me incorporé al caso el 06/11/99, hacía escasos meses que yo transitaba esta nueva formación desde un posicionamiento completamente desconocido para mí hasta hacía 8 meses antes.

Esta primera experiencia fue el inicio del camino del ejercicio de mi profesión, desde un posicionamiento de disponibilidad dentro del Escenario Acústico Relacional que apenas recién iniciaba.

Y a pesar de las confusiones por las que pudiera estar atravesada en aquel momento, encuentro muy interesante el registro que pude hacer del Proceso de Tratamiento que conducía el Lic. Gallardo.

Creo que por eso lo comparto: por mi visión casi ingenua e inexperta más que nada, pero que buscaba aprender un posicionamiento de claridad y solvencia en la Clínica como difícilmente se encuentra en nuestra disciplina, aún hoy en nuestros días y más de una década después. Los registros son algo que nos permiten salir de la intuición; a través de estos podremos empezar a dar cuenta de lo que sucede en Proceso de Tratamiento, y continuar con la conceptualización de nuestra Práctica Profesional.

Como reflexión final, diré que me sorprendo a mí misma escribiendo, y creciendo en esta disciplina, con un equipo de trabajo ya consolidado, que mantiene una coherencia y una ética que me llena de orgullo conformar y nutrir, aunque más no sea con los errores y confusiones del pasado (ensayo + error = aprendizaje), en pos de no repetirlos y continuar creciendo y multiplicando la conceptualización tan necesaria de nuestra Clínica.

Desde ahora yo también formo parte de ese primer libro que estudié, confronté, discutí, argumenté y que hoy se reedita, lo que me da una alegría inmensa.

Felicidades, compañeros!!! Un nuevo logro en nuestras manos!!!
Mis saludos más cariñosos
Eugenia.

Informe final de semestre Jun/2000

Introducción:

En el presente informe decidí focalizar mi atención sobre un único punto de todos los temas tocados durante el semestre: la Clínica, con lo cual desarrollaré un caso clínico.

Como mencioné en mi informe anterior, cada uno se va haciendo este camino que es el ejercicio de la profesión, posibilidad de ejercer el rol, conocerlo y recortarlo. En el caso la musicoterapia como disciplina todavía tiene un largo camino que recorrer en la teorización de la clínica que es el foco central de nuestra atención durante esta concurrencia.

Este será el punto de partida de este informe y su punto de enlace con el informe anterior, siendo más bien una prolongación uno del otro.

Desarrollo:

Caso clínico:

M. 7 años Sexo: masculino
Admisión: 23/10/99
Instrucción: primaria en curso
Diagnóstico: problemas de aprendizaje
Grupo conviviente: padres
Medicación: ritalina 10 mg. 1 dosis por día (a fecha de admisión)
Motivos de consulta:
Por ser inquieto y problemas para jugar con otros niños. Déficit de atención.
Coincidencia entre los folletos y revistas que indicaban los síntomas, y de cómo se relacionan entre padres e hijos.

Tratamiento:

Una psicóloga de la escuela de recuperación donde M. concurre, lo diagnosticó como un niño hiperkinético. La primera sesión a la que asistí (6/11/99) M. trabajó 45 minutos sentado frente a una mesa en una misma actividad.

Durante ese tiempo organizó y desorganizó baterías para tres personas, además de poner las reglas para tocar y corroborar que estas se cumplieran. Durante estas primeras sesiones, M. acaparó gran parte de los instrumentos, haciendo la distribución poco equitativa. Pero a medida que el proceso fue avanzando, esta distribución se volvió no sólo más equitativa sino que también pudo intercambiar instrumentos que eran muy preciados por él.

Así continuó su tratamiento, hasta febrero, cuando la escena se trasladó del plano al espacio, es decir de la mesa al comedor. Esto significó para M. la organización del "nuevo" espacio, su exploración, y también reglas nuevas.

El primer espacio que organiza es un negocio que en primera instancia era de instrumentos y comida, luego terminó siendo sólo de comida. Así continúa luego incorporando un escritorio en torno al cual arma una oficina. Ahora los lugares comienzan a coexistir, y así será en forma progresiva con otros nuevos, también creados por él.

Tiempo después, incorpora una casa en la cual hay una mesa en la que se come esa comida que se compra en el negocio, del cual él es el administrador desde su oficina, y alguno de los terapeutas cumplimos el rol de vendedor, según M. lo disponga.

Pronto comenzó a haber sesiones en las que el espacio se ha visto dividido; hubo una en particular (8/4/2000) en la cual "su" escritorio estaba ocupado por otras personas (tenía carteles colgados de otros servicios, ya que el espacio es compartido – comedor del centro de salud) y durante esta misma sesión, hubo una escena interesante en torno al tema del sueño. Me mandó a dormir a mi cama, con lo cual me subí a una mesa y me recosté. Rubén dijo que también estaba cansado que iba a dormir.

M. se quedó mirando unos instantes, y luego vio en el otro extremo del salón unas mesas juntas a las cuales se subió y se acostó sobre una de ellas. Luego nos dijo que había mucho espacio allí y que entrábamos todos. Pero ninguno de nosotros accedió a su invitación, alegando que estábamos cada uno en su cama. M. tomó esto con total naturalidad.

M. estaba teniendo problemas en su casa en relación a poder dormir en su cama, con lo cual aprovechaba cada oportunidad para introducirse en el dormitorio de sus padres. Estos, alternativamente rompían su "alianza" como esposos, cediendo posición y permitiendo que M. durmiera allí, y el padre que cediera dormía en la cama de M.

Durante la sesión del 03/06/00 M. organizó como de costumbre el espacio pero introdujo una modificación: el auto en vez de ser uno para todos, cada uno tenía el propio.

Cuando Rubén le comunicó que iba a buscar al padre, M. dijo que después iba a ir él. Y efectivamente, unos minutos después sin que nadie volviera a mencionar al padre, M. lo fue a buscar para incluirlo a la sesión como era costumbre. La modificación estuvo en la forma de inclusión que fue esta vez una invitación de M. y no de los terapeutas. Esto comenzó a hacerse más habitual a medida que avanzó el tratamiento. A fin del tratamiento M. disponía más espontáneamente de cuando quería incluir a sus padres, y se mostraba particularmente ansioso cuando concurrían ambos, con lo cual preguntaba a los terapeutas y una vez concedido el permiso, iba a buscarlos.

La dificultad de M. para dormir en su cama siguió apareciendo a lo largo del tratamiento, no así los episodios con el baño. M. no quería ir solo y pedía que alguien lo acompañara. Poco a poco, los padres fueron poniéndose cada vez más firmes en su NO con el baño. Estaban *de acuerdo* y los dos lo empezaron a respetar.

Así el conflicto parece radicar en que los padres de M. tienen dificultades para sostener un límite, esto pone a M. en una situación de descuido: es decir, que debe poder ponerse él mismo los límites para no exponerse a riesgos innecesarios, quitándole toda posibilidad de demanda como cualquier niño de su edad o incluso mayor. Durante todo el invierno estuvo viniendo con una campera desabrigada. En una de las sesiones que el padre estaba interviniendo en la escena hubo un choque de cabezas entre este y M. Lo primero que el padre hizo fue verificar si él mismo no se había lastimado, luego hizo un comentario gracioso hacia nosotros y por último le preguntó a M. si no se había lastimado.

Cada final de sesión sistemáticamente ante la resistencia de M. por partir, sus padres le dicen: yo me voy; vos ¿te quedás?, dejando siempre esta función de decisión sobre M. cuando esta sería parte de su rol parental.

Finalmente se decidió el alta de M. en base a los progresos obtenidos. Este proceso duró un poco más de un mes. A su vez sus padres están realizando tratamientos individuales cada uno de ellos y durante las últimas sesiones se han comenzado a mostrar, ya no sólo interesados en saber qué le pasa a M. sino también en procurar ellos mismos las soluciones a ello.

Esto se puede deducir de una entrevista realizada con los padres fuera del horario habitual para M. y sin su presencia. Durante ésta, los padres pudieron comenzar a intuir que a pesar de los avatares que puedan ellos sufrir como pareja, nunca podrán dejar de asumir ese rol de padres de M. como parte de sus vidas.

Por otro lado, la psiquiatra con la que se hizo una consulta a pedido de la escuela, opinó que M. necesitaba un "descanso" ya que había estado en tratamientos sucesivos desde los 3 años de edad, teniendo actualmente 7.

Conclusión

Como primera asociación se me ocurren estas preguntas:

¿Por qué y para qué un niño de siete años solicita compañía para ir al baño o para estar en su cama? A qué es lo que M. verdaderamente le teme?

Después de un año de tratamiento, y de mucho pensar todavía no tengo conclusiones claras. Tengo la sensación de que le ofertamos a M. un espacio lo suficientemente maleable para que él pudiera comenzar a "hacer algo" con aquello que le pasa.

"*El primer espacio que organiza...*"

Es el paciente el que lo organiza, de acuerdo con sus posibilidades de metaforizar y de investir el espacio y los objetos que en él se encuentran. Si el musicoterapeuta se descuida, puede interferir en vez de intervenir en ese proceso.

Es parte de nuestro rol, respetar y tomar aquello que nos trae el paciente, es nuestro deber ético no transformar esta escena acústico relacional en una propia. De acuerdo con lo receptivos que seamos, permitiremos que traiga y nos confíe su conflicto. Para ello, debemos asumir esa responsabilidad, ética y profesionalmente.

No creo que el conflicto de M. se haya solucionado, pienso que en este espacio, se abrió una puerta para comenzar en una dirección diferente.

Anexo

Informes incluidos en la historia clínica

Informe del 09/03/2000

M. ha evolucionado favorablemente en el transcurso del tratamiento. Se ha apropiado del espacio sin dificultad.

Tiene una gran capacidad de organización. Su juego, en un principio era reglado y observaba que dichas reglas se cumplieran (estas eran puestas por él).

Aparentemente el conflicto de M. reside en la relación con sus padres. Ellos transmiten una exigencia de lo que él debiera ser, que en realidad viene de sus propios padres. Por otro lado, hay cierta confusión en la vivencia de ciertos conceptos como: entre límite y prohibición; agresión y violencia.

M. ha hecho buena transferencia con los musicoterapeutas. Y últimamente su actividad se ha desplazado de la mesa (armando y desarmando baterías) al espacio (organizando con las mesas "casas" y "su negocio") y con los instrumentos simboliza distintas comidas para vender (juego simbólico).

Informe del 04/10/2000

M. ha evolucionado en sus construcciones, con lo cual, las escenas se trasladaron del plano al espacio, es decir de la mesa al comedor. Esto significó para M. la organización del "nuevo" espacio, su exploración, y también reglas nuevas. Esta etapa había comenzado a partir de febrero.

Como su capacidad de organización y simbolización son muy grandes, dicha etapa ha sido muy rica en el avance del tratamiento. Esto ha sido favorecido por la manifestación más clara del conflicto de M. y así, las posibilidades de intervenir directamente sobre este.

Dicho conflicto parece radicar en que los padres de M. tienen dificultad para sostener un límite, esto pone a M. en una situación de descuido: es decir, que debe poder ponerse él mismo los límites para no exponerse a riesgos innecesarios, quitándole toda posibilidad de Demanda como cualquier niño de su edad o incluso mayor. El descuido de M. parece tener que ver con una dificultad del ejercicio de los roles parentales, el hecho de que M. demande es una situación que los desequilibra en el rol.

A fin de hacer a los padres partícipes de esta situación, se implementó una entrevista con estos, el día 02/10/00, en la cual este tema fue planteado. Además se les propuso participar a ambos de las próximas sesiones junto con M. para así descentralizar el foco del conflicto que parecía estar puesto sobre M. en un principio, y ahora ha empezado a deslizarse. Ambos padres están haciendo psicoterapia individual.

Crónicas

1ª OBSERVACIÓN 6/11/99
PACIENTE M. 6 AÑOS

Rubén me presenta al padre y a M., que está vergonzoso, el padre se queda preocupado porque M. no me quiso saludar.

Organización de la batería

M. tiene un manejo de las baquetas muy especial, ya que el movimiento lo imprime a través de la muñeca.

El juego es reglado.

Rubén propone mi inclusión a través de unas baquetas, colocándolas cerca de mí, y otras cerca de él. M., sin dificultad me propuso ser parte del juego, tocar la batería.

Propuso una canción: "el Caribe". Durante la producción, M. se quedó con la mayor parte de los instrumentos.

Luego Rubén va a buscar al papá a la sala, se sientan y M. propone tocar la batería pero le da un instrumento que suena poco a su papá. Este no pone mucho énfasis en participar, más bien observa a M.

Rubén me dice: "no conseguís nada con decirle al padre porque esa exigencia viene porque se deja atravesar por los mandatos paternos y maternos propios".

2ª OBSERVACIÓN 13/11/99
PACIENTE M. 6 AÑOS

Cuando llegué estaban en la sala de espera con el papá. Me dirigí al sector de profesionales donde Rubén me dio unas indicaciones:

Sobre las llaves, ante cualquier problema llamo a los padres para avisar que no puedo por teléfono

La semana que viene hago todo yo sola como ensayo, preparar el espacio antes de que entre M.

Ser firme en las decisiones (insistir sin emoción)

M. entra al salón de profesionales y le da la figurita que se había llevado la sesión anterior, y vuelve con su papá a la sala de espera.

Entramos en el comedor Rubén y yo y cuando íbamos a comenzar a preparar el espacio M. entró y se sentó en su lugar. Rubén se para junto a él y repita varias veces que tenía que esperar afuera (sin emoción - lo que tiene que ver con la NO sanción - pero con firmeza). M. insiste con que quiere esperar ahí hasta que finalmente desiste y al salir Rubén cierra la puerta. "Esto también lo promovimos nosotros dejando la puerta abierta". El padre no puede decirle que espere hasta que lo llamen. Viene de acompañante, para él es nuestra responsabilidad. Al salir M. va a tener que resolver él el conflicto que le plantea la espera.

Salgo (y cierro) voy a buscar los instrumentos. Rubén sale luego, dejando la puerta abierta. M. entra y yo detrás con los instrumentos. Espero a que llegue Rubén para poner los instrumentos a disposición de M. Rubén trae el "almohadoncito". Nos sentamos. Abren el bolso y saca un pandero grande y me lo da. Sigue sacando: ahora reparte más equitativamente comparado con la sesión anterior donde acaparó gran parte de los instrumentos. Nos da indicaciones de cómo tocar primero el triángulo y cubo yo y Rubén respectivamente.

El siguiente juego es el de las argollitas ¿Cómo las reparte? Tres para mí, tres para él y dos para Rubén y se lo dice. Las golpeamos contra los parches. Luego da vuelta el bongó y pone un pandero con sonajas alrededor y propone embocar los aros dentro. Juego: tomar los aros del pandero y embocarlos en el bongó; el que emboca tiene un punto, el que pierde vuelve a cero.

Siguiente juego: armó una batería más grande, pone los parches cerca y detrás de ellos, mirando hacia Rubén, coloca las maracas todas juntas con los mangos todos hacia Rubén, unos parches cerca de mí. La consigna era tocar como él.

Siguiente juego: de cacerolas - comidas, reparte plata "moneditas" (aros) de $ 1 y él se queda con las baquetas de $ 100.000.

Al igual que en la sesión anterior primero acapara, sólo que ahora no necesita quedarse en esa posición, le da más plata a Rubén y puede comprar una cacerola. Al entrar el papá el juego lo continúa conmigo, mientras Rubén intenta hablar con el papá. M. requiere la atención de Rubén y lo llama insistentemente. Rubén continúa impasible (eleva el volumen de la voz) hablando con el papá (repite al papá lo mismo que dijo antes, con el fin de marcarle a M. que ahora no era más exclusivo). Qué le dijo Rubén al papá:

- que cuando tome una decisión no se eche atrás
- que ayude a su mujer

- que no discuta con su mujer, ni la culpe
- le muestra su no poner límites al entrar M. al principio que no se queje de algo que tampoco él sabe cómo hacer
- ¿Cómo se hace? Insistiendo

3ª OBSERVACIÓN 20/11/99
PACIENTE M. 6 AÑOS

Fui a llamarlo a M. previo preparar el espacio y la canasta tal como la había dejado.

Me senté en el lugar de Rubén y él en el mío. M. lo primero que hizo fue darme el pandero grande. Repartió los instrumentos. Armó dos baterías, la mía, la de él y la de Rubén, a quien le dio todas las maracas. Jugó a esto de ahora y después. Rubén tuvo que esperar. M. decía después. A mí me daba las indicaciones de cómo y cuándo debía tocar.

M. puso reglas complejas y él era el director estaba sumamente atento a que se cumplieran todas. Las reglas: cuando yo toco acá (parches) vos (a mí) tocas los parches cuando toco las sonajas Rubén toca las maracas. Podía combinar las reglas de todas maneras y ver que se cumplieran a su vez.

Una de las reglas más interesantes era "esperá" "después".

Rubén llama al Padre.

Cuenta que M. dio un portazo en la escuela. Rubén indaga. Mayormente encuentra no sé o no me acuerdo, etc. "gomoso", dice que no puede ponerse de acuerdo con la mujer Rubén le dice que tienen que llegar a un acuerdo que si M. los llama ir.

Padre habló que está muy pegote M. no quiere estar solo. Está inseguro, con miedo, no sabe por qué, dijo que ya le había preguntado. Rubén dice que M. no sabe por eso no puede decir nada; para saber hay que estar más cerca, darle espacio. Rubén le hace ver la seguridad que siente al venir acá. El padre habla de que tienen que acompañarlo para ir al baño. "Si a los 18 hay que acompañarlo lo estrangulo". "Pruebe por dos semanas nada más hasta fin de año a ver qué pasa" Rubén.

Rubén dice que la semana que viene él toma licencia y que yo sigo con M.. Se despide de M. hasta el año que viene. Nos saludamos y se van.

Mientras estuvieron hablando Rubén y el papá, M. jugaba con un globo ¿cómo hago para que vuele? Jugó con el globo moviéndose por todos lados y se ponía entre x y x. En un momento se sentó en la falda de Rubén. Justamente cuando hablaba del tema del acercamiento con el padre.

1ª SESIÓN 27/11/99
PACIENTE M. 6 AÑOS

Llegué 8.45 y M. y su papá ya habían llegado. M. mostró la timidez de siempre al llegar. Fui a buscar las llaves. Entramos y se sentaron a esperar. Preparé todo como de costumbre (fui hasta el baño) e hice pasar a M.

Empezó a separar: puso la canasta sobre la mesa y dijo que allí estaban las cosas que no quería. Las que quería las iba poniendo sobre la mesa. Dentro de la canasta metió todas las maracas (que casi siempre le daba a Rubén), los raspadores. Dijo que uno era nuevo. Y buscaba dentro de la canasta el viejo: "Si estaba acá ¿dónde está? Así con los raspadores que él conocía y sabía que eran los de siempre pero parece que había algo nuevo en uno de ellos, el otro era viejo. Lo mismo pasó con las cajas chinas, una nueva y otra vieja.

En un momento me dio el pandero con sonajas y me lo puse alrededor del cuello. Me miró. Continuó armando su batería. Me dio primero el pandero chico con sonajas, armó su batería y comenzó con su juego reglado de siempre. Enseguida cambiaba de configuración. Había mucha indecisión sobre cómo y dónde colocar los instrumentos. Organizó y desorganizó sus baterías con gran rapidez. Después de 20 min. de sesión me dijo que iba a organizar mi batería (me daba instrumentos como bongó, pandero con sonajas y otros instrumentos preciados y antes de tocar me los sacaba y se ponía a tocarlos él).

Me dio la flauta para tocar. Ahí hubo un momento de enganche que duró un poco más que los anteriores. Al final me dio dos panderos (un chico y uno grande) y el bongó. Él se quedó con la flauta, el pandero con sonaja y el tambor, y hubo una gran descarga y enganche. Fue el momento de la sesión de enganche, descarga y más largo que el resto.

Cuando terminó (lo terminó él) dijo que iba a buscar a su papá. Acerqué una silla y lo hice pasar.

Hablamos de:

- Escuela. No hubo más portazos, hubo algunos caprichos. No quiso hacer la tarea.
- Mamá es más permisiva y lo deja dormir en la cama grande.
- Juego de las cosquillas; relación con los canarios.
- M. intervino en la conversación contando que el globo que se había llevado la semana anterior había explotado.
- Acompañarlo para ir al baño: trataron de que M. cediera y fuera solo, pero parece que no hubo resultados.

- Juguetes desorganizados al guardar, cuando guarda (mientras estábamos hablando M. ya había guardado los instrumentos). Le dije que acá tenía mucha capacidad de organización rápidamente, que para él eran todos juguetes, por eso puede ser que los mezcle.
- Padre: "Dijo que quería estar conmigo pero lo que quería era dormir en la cama grande". Yo le dije que esa era una forma de estar con él.
- "¿Cómo estuvo esto de estar más cerca?". "Nosotros siempre estamos cerca. Nada cambió."
- No hay violencia con los compañeritos, solo caprichos con la maestra.

M., hasta el final, se acerca al pizarrón y el papá le dijo: "¿Querés escribir tu nombre?". M. escribió M_A_ y dijo: "esto es un cuerpo" y dibujó un | . Estaba proponiendo un ahorcado (un muñeco para cada uno, uno para el padre y otro para mí).

"Tiene las letras de M.". No adivinábamos en primera instancia, a propósito. Primero pensé que se trataba de su nombre pero cuando empecé a mencionar las letras de su nombre y no eran, me di cuenta de que era Mamá la palabra. El papá siguió insistiendo en las letras del nombre y en un momento le preguntó: "¿Estás seguro de que ese el orden?". M. modificó M_A_ por M_M_ . El padre dijo: ¿la L? Y perdió: "estás muerto" y lo tachó. Yo dije: la A. "Ganaste. Bueno, nos vamos". Propuse el horario de las 9.30 hs. y aceptó. Abrí la puerta que estaba con llave. M. sale y dice que los dejó encerrados; abre y dice: "ahora está abierta". Nos saludamos hasta el sábado que viene.

2° SESIÓN 4/12/99
PACIENTE M. 6 AÑOS

Preparé todo. Hice entrar a M., traía un folleto (tipo cuadernillo) de remedios y me dijo que eran canciones.

Había tangos, orquestas, rock and roll.

Por primera vez no armó batería, solo cantamos; yo, con la flauta; él, con dos parches, el cuadrado rosa y el pandero con sonajas.

1° canción: "El sol"

2° "Los soldados y los indios", (cada uno su instrumento), los hombres asesinados.

La historia: iban en un tren y ponían bombas (cada uno tenía su sonido), él iba contando la historia y mientras la sonorizábamos.

Habló mucho sobre las canciones. Eran escritas por él. Tocó un rock and roll. Ponía las cejas fruncidas y movía la cabeza; yo lo imitaba. Tocó con una baqueta; no sacó más que esa sola. Me la dio para tocar, se arrepintió y me dio la flauta.

Cuando íbamos a cantar el tango, propuso un juego: sacó 2 baquetas, 2 raspadores y 2 maracas (las baquetas iban dentro de los raspadores). Eran la policía que disparaba a los ladrones que huían (las maracas). Me pregunta quién va a ser cada cosa, le devuelvo la pregunta y dice: "no quiero ser policía... mejor sí". Los ladrones trataban de huir pero morían, aunque la ambulancia los llevaba al hospital. Después quiso ser los ladrones (igual historia).

Entró el papá. Hablamos:

- Escuela: tuvo exámenes y le fue muy bien: "En realidad, el problema de M. no es con su capacidad para aprender sino para relacionarse". Padre podría pasar pero fue 2 meses solamente.
- "No le hice mucho caso a Rubén".
- "Yo también soy egoísta".
- "Quiere sobresalir, es egoísta, no sé cómo va a hacer cuando pase (de grado de recuperación a normal) porque ahora son pocos, se adapta, no hay problema, pero cuando sean muchos no sé".
- "La maestra lo tiene cortito. Esta semana anduvo muy bien en la escuela, la maestra dijo que fue una monada".
- "Con mi señora no nos ponemos de acuerdo con los límites para M." (Lo lleva a la cama grande, M. pide y lo lleva).
- "Con mi señora pensamos que amenazarlo con dejarlo pupilo, estaba mal", (por qué?) "si no, le va a tomar pavor al colegio. Un día que se estaba portando mal lo amenacé con no ir a buscarlo" y observó una reacción inmediata por parte de M. Yo le dije que así como había que probar la teoría de Rubén, a ver si con acercarse, M., solo, aprende a poner distancia de sus padres, también ellos tienen que probar qué resulta y buscando poco a poco distintas formas de marcarle los límites. De esta forma ya saben qué no sirve, ahora habrá que buscar otra.

M., mientras jugaba en el pizarrón, puso O_E. En ese momento le pedimos que espere. Se puso a dibujar, luego dijo que era un auto (las ruedas no se veían muy bien, el pizarrón estaba sucio). Preguntó por qué había globos: "No sé". "Pero por qué, habrá habido una fiesta". "Acá no hay fiestas, esto es un consultorio". "¿Cuándo fue?". "No sé, pero acá no se puede". "¿Y cómo sabés vos?" dice el papá. Le expliqué que durante la semana hay gente que trabaja, que no va los sábados y festejaron seguramente el fin de año que se acerca.

Jugamos al ahorcado, palabra: ONE. "¿Ahora escribís en inglés?" la adivinó el papá (la sacó del folleto de la farmacia en la tapa). "Nos vemos el sábado", empezó a ordenar: bolsos, instrumentos, sillas, globos (no quiso llevar ninguno) los acompañé hasta la puerta, me despedí y se fueron (a atarle el cordón).

3ª SESIÓN 11/12/99
PACIENTE M. 6 AÑOS

Entramos por atrás porque estaba cerrado. El papá y M. esperaron en la sala. Mientras, preparé todo, pero me olvidé del almohadón.

Cuando invité a entrar a M. me di cuenta, a su vez M. me lo pidió. Abrimos el armario y colocamos el almohadón en su lugar. "Esta vez es como calzoncillo pero es pantalón" y me muestra su pantaloncito, el botón y el cierre. Me siento en mi lugar y él comienza a hacer un movimiento para acercarse. Le pregunto qué pasa y me pide que lo acerque.

Una vez acomodados, M. toma uno de los bolsos y lo pone sobre la mesa, saca todo lo que hay dentro colocando lo que quiere sobre la mesa y lo que desecha en la canasta.

Cuando termina de vaciar el contenido del bolso, pone algunos instrumentos encima y dice que quiere dejar el bolso allí. Toma el otro bolso, lo pone sobre la mesa, lo sacude como adivinando lo que hay dentro (bongó y pandero con sonajas, entre otros) y se sonríe. Lo abre y vacía el contenido de la misma manera que el primer bolso. Al terminar coloca este bolso en una de las sillas contiguas.

"Hoy vamos a tocar una orquesta" dice y le pregunto cómo se llama, me dice que todavía no tiene nombre mientras acomoda su batería y me da la flauta. Otra vez esta orquesta tiene reglas cuando toco y cuando no, etc. Hubo variaciones en la intensidad a lo largo de la producción. Cuando termina aplaudimos.

Ahora arma una batería para mí y tocamos juntos, con sus reglas. Como la semana pasada, usó una sola baqueta, sólo que esta vez además utilizó su mano libre para golpear el parche y me lo explicitó para que también yo lo hiciera. En un momento de mucho entusiasmo M. se golpeó la frente con la baqueta, paró y me miró. Seguía sonriendo pero se refregaba la frente, le pregunté si le dolía y me dijo que no. Pero como se seguía refregando, le pregunté si podía tocarlo, me acercó la cara, lo toqué y no tenía nada. Igualmente le pregunté si quería ponerse agua, que fuéramos al baño, pero no quiso. Me dijo que estaba tan entusiasmado tocando que acercó mucho la cara. Le pregunté si estaba bien sentado, se acomodó mejor y continuamos tocando.

Al terminar, desarmó mi batería me dio de nuevo la flauta y comenzamos una nueva canción con nuevas reglas. Terminó la canción y armó un nuevo juego con los instrumento, un juego para embocar: dio vuelta todos los parches, tomó todas las maracas, baquetas y aros (eran las balas) y todos los parches diseminados por la mesa para embocar desde su lugar. Y me dijo que si yo quería embocar tenía que ir para ahí y señaló al lado suyo. Le pregunté si me dejaba, él me dijo que sí y me puse con mi silla allí.

Luego me explicó las reglas: uno de los parches, en el tambor que no era hueco, en vez de ganar, te "cortan la bala". Al principio yo entendí la mano y él me dice "¡no, la bala!". Comienza el juego: él emboca, gana autos, plata, plantas, bicis, al estilo concurso de TV. En un momento tiré hacia el tambor, y digo: "¡Ay, me cortan la mano por favor, no!". Él me dice que no me cortan la mano sino la bala y me la devuelve. Y le pregunto qué pasó. Me explica que la habían arreglado, le pregunté cómo y dice que la pegaron. Tira él pero a través de un agujero en el pandero con sonajas; dispara una baqueta y se gana una bici. Era mi turno, me da la bala pero está dentro de uno de los raspadores, y le digo que me preparo para dar mi último tiro, que necesito concentración. Disparo y me gano una planta. Le digo que me hace trampa, que ahí me ganaba un auto: "Creí que éramos compañeros", y me dice que no, primero un auto, después una planta, una bici, etc., en ese orden. "Entonces, ¿sí somos compañeros?". "¡Sí!" y nos abrazamos.

Ahora es su turno, junta todas las balas y dispara todas y dice que gana muchas cosas, empieza a guardar todo. Me levanto y le digo que voy a buscar a su papá. Acomodo la silla mía en su lugar y pongo la del padre al lado de M. como de costumbre.

Entra el papá. Hablamos de:

- Terminación de las clases: me contó que los exámenes salieron bien. Que no hubo problema, pero que habían notado un retroceso: que M. otra vez se tocaba con los peluches y que le era "placentero". Dijo que ellos no insistían mucho en que dejara de hacerlo porque sabían que era contraproducente, que lo trataban como si fuera una más de todas las cosas que M. hace.
- Yo le dije que no lo viera como un retroceso, que capaz era una vuelta a esa etapa pero de una manera distinta, que M. está más crecido ahora, que sus actitudes en la escuela no son las mismas y esto habla de cambios, crédito que hay que darle. Me responde que sí le dan incentivos y que en general no es un nene que diga no puedo, que siempre intenta resolverlo.
- Tal vez, le digo yo, el tema esté en acompañarlo como dijo Rubén. Le pregunto sobre ese tema, y dice que sí, pero... bueno, ... y así se pone "gomoso" otra vez. Yo insisto en la idea de Rubén. Me cuenta

de los miedos a la oscuridad, al que se le incorporó el miedo a abrir los cajones de una cómoda donde está su ropa. Sigue sin ir solo al baño y ellos (los padres) siguen sin ponerse de acuerdo acerca de los límites que le quieren poner a M. Le explico al papá que una vez que pone un límite no lo cambie al momento siguiente (a partir de un ejemplo que él me dio). Mientras tanto, M. golpeaba parches con baquetas y maracas y cuando lo hacía con la punta contra el parche, el padre le explicaba que así no, porque se rompe, y él no es el único que usa ese instrumento.

- Me comienza a contar sobre los instrumentos que hicieron en la casa. Lo hace participar a M.... Me cuenta de una pariente musicoterapeuta y me pregunta si la conozco y le digo que no. Mientras, M. ya se levantó y está sacudiendo el borrador contra su mano, y el polvo cae al piso. El papá vuelve a intervenir pero con preguntas como:
- No te ensucies: ¿quién lava la ropa? No ensucies el piso: ¿quién limpia el piso? A todo M. dice que lo limpia él. Le pido a M. que deje el borrador. Se acerca al pizarrón, borra algo y lo deja. No hubo que insistir. Le digo al papá sobre los límites otra vez. Le doy el ejemplo de Rubén cuando sin enojarse le dijo que esperara afuera. Le digo que ellos son el referente de M. y él debe actuar en consecuencia y no al revés, ellos en consecuencia de M.

Me doy vuelta y le digo a M. si nos vemos el sábado próximo. Le digo al padre que el 25 y el 31 no hay sesiones y que el 18, el próximo, es el último, que el año próximo vuelve Rubén. Los acompaño hasta la puerta (damos toda la vuelta). M. me pregunta por la "cuchita de la michi". Llegamos a la reja y le digo a M. que la semana que viene es la última sesión del año. "¡Ya se acaba el año!". Le digo que el año siguiente ya viene Rubén y da saltitos de alegría. "Hasta el sábado" y se van.

4ª SESIÓN 18/12/99
PACIENTE M. 6 AÑOS

Se sentó y empezó a hamacarse y me miraba (silencio): "Estoy lejos". "Y ahora ¿qué hacemos?". "¿Me acercas? Tengo una sorpresa para vos". "¿Para mí? Con lo que me gustan las sorpresas". "Cuando entre mi papá te la voy a dar".

Descartó material poniéndolo en la canasta.

Armó dos baterías: la de él se toca "con las manos", la mía "con los palos".

La de M: flauta, cajas chinas, pandero grande con sonajas.

La mía: (parches) bongó, pandero grande sin sonajas, pandero chico sin sonajas, tambor chato. ¿Qué vamos a tocar?

Toma la flauta, sopla explora manual y visualmente, da reglas y tocamos. En un momento se puso la flauta en la boca y luego se tocó un diente y empezó a hablar. Contó sobre sus dientes y sobre los dientes de sus amigos y primos. Contaba dientes (sumas y restas). Puse las baquetas sobre los parches y me dijo: "¿Qué te parece si seguimos haciendo música?" "Ahora vamos a hacer un cuento con música". "¿Cómo se llama?" "El solda..." "¿El soldado?" "El soldado San M. o mejor dicho el soldado M.". Empezamos (yo por imitación). Su batería: bongó, pandero con sonajas, "micrófono", " ahí vienen..."

Mi batería: flauta (tren), cajas chinas (cañones, bombas), pandero chico, tambor chato, pandero sin sonajas.

Nuevo juego, tipo concurso. Me pidió que me siente al lado suyo. Guardó todo y fui a buscar al padre. Hablamos de:

Boletines: "pasé de grado" M.

Límites: "caprichos, mañas, gritos a la noche". Concluí que esos gritos son un avance ya que antes simplemente se pasaba a la cama grande sin mediación alguna (que ha registrado ese límite). Se queda allí con su necesidad (grito). Hay que ir a asistirlo. Un cuento, una canción pero nunca ceder ante el límite. "Si es No es NO. Si no, se confunde M. y también ustedes", insistiendo sobre esta idea.

SESIÓN 18/03/00
PACIENTE M. 6 AÑOS

Empezó por correr las cosas para desplegar las alfombras que la vez anterior se había quedado con ganas.

No las desenrolló hasta haber corrido todo, luego armó su escenario. M: "Es un teatro". R: "¡Sí, es un teatro!". M: "No, no es un teatro". Puso el escritorio y la cajonera en el medio, pidió el bombo (igual que la otra vez), lo puso al costado junto al escritorio, su "oficina", luego movió una mesa y allí le indicó a Rubén que ordenara los instrumentos y a mí que limpiara, pero no me dejó limpiar nada que estuviera sobre la alfombra. Me indicó que limpiara los armarios.

Después me pidió que cocinara y le recordé que había dicho que yo limpiaba y Rubén cocinaba: "se equivocó de persona". En un rincón vacío (sólo había una estufa) le indicó a Rubén que esa era la cocina: "Necesito una mesada, horno...". "Bueno, compre aquí (pila de sillas), son 3 pesos". "No tengo plata, usted no me paga mi trabajo" (ayudando a mover los escritorios y las alfombras). Le pagó $ 5, Rubén pagó $ 3 por 3 sillas y arma su cocina de "chef internacional" que estudió en Europa. A mí me deja a cargo del negocio para que ordene y venda: "¿Yo soy la dueña?". "La vendedora" me contesta (vendo comida).

Rubén viene a comprar (previamente le había dado los platos), compra, me paga y se va. Compra M. dos palitos para su bombo.

Rubén se va a cocinar y M. empieza la murga desde su oficina. Rubén propone acompañarlo pero M. dice que no. Yo levanto una maraca y le digo que estoy lista para la murga. M. sonríe. Rubén interviene diciendo que él también quiere tocar y M. le dice que no, y empieza a tocar y yo con él. Se detiene y dice: "yo solo". "Si a mí me dijo que podía..."

SESIÓN 08/04/00
PACIENTE M. 6 AÑOS
(Filmada: se pidió autorización para filmación en sesión anterior)

Fantasmática: Mi aburrimiento

Escritorio ocupado

Perdió mucho tiempo en reorganizar el espacio porque tuvo que incorporar ese hueco hecho por el escritorio ocupado, hueco que yo sentí y fue ese "aburrimiento", ese no saber para qué estaba yo ahí.

Al terminar hizo un berrinche, rompió unos papeles, se tiró al suelo.

Cuando contó y no se acordaba.

Cuando me robó y Rubén lo metió en la cárcel.

Primera vez que fue la madre.

SESIÓN 06/05/00
PACIENTE M. 7 AÑOS

M.: eligió caja de Playmobil.

Armó camioneta (similar a colectivo), lancha también.

Armó mi auto (sin pedales); cada vez que se los pedía me daba alguna otra cosa.

Con la mamá se habló de las mil veces que se repiten las cosas.

Rubén: una sola vez y que se enoje él y no ustedes.

En el colectivo hacía de bebé, habló de otros bebés y pañales – informativo y cuando se tenía que bajar: Madre: "Vamos, ya bajamos". M: "Me quedo con Ugenia". Yo: "Hasta el sábado M.". Se levantó y se fue contento.

SESIÓN 08/06/00
PACIENTE M. 7 AÑOS

Lo primero que hizo M. fue pedir las llaves del armario cerrado a Rubén, este dijo que estaban en el llavero con todo el resto de las llaves (yo había probado todas las llaves pero nunca en sentido contrario).

Abrió ambos armarios, sacó pistolas, carteras, sombreros, caracterizando a cada uno. A Rubén le dio un sombrero verde, tipo country, a mí el de bruja y él se puso el de policía; después me dio una cartera y también quiso darle a Rubén pero él dijo que no quería, que eso era para mujer. M. dijo que no había bolso pero que eso servía en reemplazo, igual no lo quiso. M. siguió sacando cosas y de repente vio un sombrero de paja enorme y yo le dije: "Quiero ese sombrero de paja, este de bruja se me cae". Primero dijo que no y ante mi insistencia cedió y me lo dio (mi pistola era la que disparaba figuritas, no tenía balas).

Después armó un auto (individual) "chiquito" y Rubén le preguntó ¿y nosotros? Y: "ustedes van en un auto cada uno" y armó por primera vez un auto para cada uno, lugares diferenciados. Íbamos alineados a la misma altura todos (cada auto tenía tres sillas apiladas), también había armado una mesa para comer la comida (budines) después.

Rubén dice que va a invitar al padre. M. dice que después. Rubén espera. Un rato después: "Voy a llamar a su padre", dice Rubén. "No, después voy yo dice M.", y después de un rato efectivamente fue lo más contento a invitarlo.

Al padre Rubén lo invitó a sentarse en su lugar pero cuando se quiso sentar sobre las tres sillas se sintió inestable y separó una y allí se sentó. Rubén trajo otra para él y se sentó Lo primero que comentó el padre fue lo del maestro de gimnasio, ridiculizando lo de poner en riesgo su integridad física. Charla con el padre:

Repitió el tema del profesor de gimnasia.

Rubén preguntó cómo andaba todo en casa, si se pusieron de acuerdo ellos. Dijo que en realidad no, que estaba cansado de ser él el que lo rete y que había discutido con su señora. Rubén dijo que ahora la reta a ella en vez de a M., que era lógico que no quisiera quedar siempre como el "ogro" y que en realidad ese lugar debían compartirlo para hacerlo más equitativo.

SESIÓN DEL 7/10/00
PACIENTE M. 7 AÑOS

La sesión comenzó en la sala de espera. La mamá lo estaba forzando a dejar la máquina expendedora. Rubén intervino haciendo que se agote la escena (monedas, códigos, etc.) luego M. se fue para adentro.

M. quería armar un subte: dio vuelta una mesa y quería poner otra encima. M.: "¿Van a venir los dos?" refiriéndose a los papás. Rubén: "Sí". M. "¿Por qué?" Rubén: "Porque a veces tienen que venir juntos".

Aquí intenta invadir nuestro espacio proponiendo una casa grande para todos o una para él. M. delega en nosotros la elección y la asumimos: nuestra casa por un lado y la de él por otro, insoslayable. Seguimos colaborando con el armado de la escena. Pero M. pone reparos: ahora no quiere que nosotros nos metamos en su espacio con lo cual nos pusimos de nuestro lado. M. quiso revisar los cajones del escritorio y no se lo permitimos, se llevó unos papeles. Rubén lo seguía. M. los tiró y se fue a los armarios. Rubén lo siguió para colaborar otra vez. M. le dijo que se vaya para su casa. Nos sentamos en nuestras sillas; Rubén avisa que se apure porque tienen que entrar los papás. M. comenzó a sacar cosas rápidamente y enseguida fue a llamarlos con palmas. M. estaba ansioso. Entran y examinan el lugar: "¿Dónde nos ponemos?". M. dice que la mamá se queda con él y Rubén también. Y el papá conmigo. La madre, Rubén y M. quedan en el espacio de M. y el padre y yo en el espacio de Rubén y mío. Ellos consienten. Mientras M. hablaba, el papá me contó sobre la exposición de armas y me preguntó qué había armado o si había hablado del tema.

Rubén se sienta conmigo y el padre con la madre.

"Pá, má, Euge, vamos a viajar" dice M. y deja a Rubén. Reparte sombreros: a mí me da el grande, a Rubén caretas, al padre el de policía. Bueno, vamos, me dice. Le digo: "No, gracias, yo no puedo viajar sin Rubén". "Bueno, está bien". M. pone etiquetas a Rubén también, nos dispone en sillas y a los padres en almohadones. En el camino encontramos criminales. Después se va a dormir y Rubén maneja. Vuelve M. enseguida, llegamos a Córdoba.

Las bolsas de dormir y las carpas: a mí me invita a dormir con él. Yo le digo que duermo con Rubén. Pone cuatro almohadones, ahí dormimos nosotros. Pone dos mesas dadas vuelta para los padres pero por separado; el padre se acuesta aceptando la situación. La madre dice que ella quiere dormir al lado del padre. Arrima su mesa y se acuesta. M. aclara que son carpas separadas. Da vuelta el banco largo; es su cama. Antes estuvo haciendo ruido alrededor de Rubén y de mí. "¡Déjenos dormir!". Alinea su banco con nuestra cama. Rubén lo echa; los padres se ríen de los fundamentos de M. Dice: "¿No tienen miedo? Hay ratas, hay bichos". Rubén siempre NO: las aplasto, los mato, usted raja.

Le mueve el banco. M. sigue acostado. Rubén: "Buenas noches", le da un beso y dice "hasta el sábado próximo, M.". Despedimos a los padres y dicen: "¿Vamos M? ¿No? Bueno te quedas; chau, M.". "Chau M." confirma el padre. Salen. M. sale corriendo detrás.

SESIÓN DEL 02/12/00
SESIÓN FINAL
PACIENTE M. 7 AÑOS

M. llegó acompañado de sus padres, como se los habíamos solicitado para todas estas últimas sesiones. Cuando llegué ya estaban todos incorporados en la escena, M. se mostraba muy contento, estaba en ese momento organizando el espacio; como era costumbre el espacio estaba dividido, en una zona había una mesa alrededor de la cual se sentaron el padre y Rubén y en el otro espacio había una lancha a punto de partir hacia Uruguay. Allí nos ubicaron a la madre y a mí. Rubén sugirió que nosotras nos vayamos y que volviéramos en unos días, al principio M. aceptó pero luego comenzó a hacerle difícil sostener esa distancia. A cada momento se venía con nosotras, y Rubén y el padre lo llamaban para que volviera con "los hombres".

M. se sentaba en la falda de la mamá como si fuera un niño pequeño. Finalmente después de muchas insistencias por parte nuestra y de "los hombres", M. consintió y fue con ellos. Mientras, Rubén y el padre charlaban y M. jugaba alrededor de ellos, a las pistolas, a juegos de mesa, etc.

En tanto, mi trabajo se basó en tener a la mamá entretenida, cosa que costó bastante, porque estaba muy pendiente de lo que hacía y dejaba de hacer M. Así que le propuse jugar a los dardos y tomarnos unas cervezas imaginarias, cosa que aceptó. Ahora era ella lo que le decía a M. cada vez que aparecía en "Uruguay" que se vaya que estaba en una salida de mujeres, tomando unas cervezas y que al día siguiente volvíamos.

Cuando finalmente volvimos "las mujeres" nos sentamos todos alrededor de la mesa y M. en la falda de su mamá. Bueno, M. empezó preguntando cuándo volvía a jugar. Rubén le dice que esta es la última sesión, en todo caso que puede venir a visitarnos algún día. Rubén le pidió a M. que dijera unas palabras de despedida. Hubo mucho silencio y emoción contenida. El padre tomó su bolso y le dio a M. unos paquetes que estaba ansioso por entregar. Ahora hablábamos de los regalos, pero Rubén vuelve a insistir en unas palabras finales de M.; para no variar, M. lo hace a través de un juego: toma un teléfono de juguete y dice que está hablando con una amiga, a esa amiga le pregunta cómo está, y luego se despidió de ella diciendo "te quiero mucho, hasta luego". Hubo más silencio, hasta que el padre le pregunta si se da cuenta de lo que está pasando "no entendés lo que está pasando o te haces el tonto porque no te gusta?". M. no contesta, el padre insiste, y M. contesta entre gruñido que sí (entiende y no le gusta).

Evaluación diagnóstica en musicoterapia

Autora: Mt. María Marcela Magnoli

Aclaración, 10 años después, a la Presentación realizada en el IV SIMPOSIO ARGENTINO DE MUSICOTERAPIA

Evaluación diagnóstica en Musicoterapia

Introducción

Para comenzar con este escrito aclaratorio me permitiré utilizar una expresión popular que dice: "mucho agua ha pasado bajo el puente", muchas ideas expresadas en aquel momento han evolucionado, basadas en la experiencia clínica, y no solamente allí, sino también en la experiencia que he ido adquiriendo en diferentes ámbitos laborales.

Esta evolución[6], que considero necesaria para evitar una anquilosis[7] del pensamiento, me ha llevado por los caminos de la autocrítica y el autoconocimiento, no en un sentido negativo, sino en pos de una actitud reflexiva y de un crecimiento en el control de la fantasmática personal, características que deben ser infaltables en un terapeuta.

En razón de lo anteriormente dicho desarrollaré, a continuación, una exposición de ideas actuales sobre la evaluación diagnóstica, algunas de las cuales se diferencian con este escrito realizado hace varios años.

Desarrollo

Como primer punto me gustaría hacer referencia al primer párrafo del desarrollo, y cito: "El camino que fui recorriendo en busca de respuesta me condujo a la lectura sobre escritos de varios colegas, charlas con algunos de ellos e incluso intercambios con profesionales de otra índole. De esta manera encontré dos puntos que son de importancia para tener en cuenta y que luego desarrollaré: diversidad de códigos entre los musicoterapeutas, y atravesamiento institucional".

Esta "diversidad de códigos entre los musicoterapeutas" podría ser reemplazada hoy por el posicionamiento del musicoterapeuta. La

6 Tomando el término como: "Doctrina que explica todos los fenómenos cósmicos, físicos y mentales, por transformaciones sucesivas de una sola realidad primera, sometida a perpetuo movimiento intrínseco, en cuya virtud pasa de lo simple y homogéneo a lo complejo y heterogéneo.", www.rae.com

7 Término tomado metafóricamente para expresar inmovilidad.

"diversidad de códigos" habla de una falta de posicionamiento conceptual que en aquel momento ya era inaceptable, pero que, en la actualidad, me atrevo a decir que es imperdonable.

Por otra parte menciono los atravesamientos institucionales como punto a tener en cuenta, en referencia a las diferentes situaciones en las que se puede encontrar un musicoterapeuta a la hora de la evaluación, situación en cuanto a su posición en lo laboral. Si el musicoterapeuta tiene claro su posicionamiento como profesional, y tiene claro su posicionamiento dentro de su ámbito laboral, es justo decir que el atravesamiento institucional es un tema que debe estar elaborado, así como también deben estarlo los atravesamientos personales.

¿Qué es la evaluación diagnóstica?, ¿para qué se realiza?, y ¿en qué se diferencia con el tratamiento? Pensemos: ¿qué se puede tratar, en el caso que haya algo que tratar, si no se tiene una idea acabada de qué le pasa al paciente?

Este último interrogante es el puntapié inicial hacia las respuestas buscadas, es más, es una respuesta en sí. Es aquí donde entrará en juego la primera herramienta fundamental, la observación, observación que traspasa el simple hecho sucedido, va más allá de él, no describe lo que acaba de suceder, va construyendo lo que ha sucedido anteriormente para llegar a esta instancia. Solo así se convierte en una herramienta fundamental.

Es entonces que en las escenas que se van desplegando, a partir de un espacio y un profesional disponibles, con el fin de realizar un diagnóstico presuntivo, en esta etapa de evaluación, la observación estará orientada hacia cuestiones específicas tales como el accionar del paciente con las herramientas básicas, la capacidad de representación de sí mismo, del mundo externo, de los objetos y las personas, fusión e identidad en cuanto a su capacidad de fluctuación o adherencias en una y otra posición, la capacidad de relación en díadas, tríadas y grupos, el modo en que toma contacto con los objetos y las personas, las investiduras, analogías, modalidades de relación, las figuras representativas.

Pero la observación y disponibilidad no solo están puestas sobre el paciente, ya que sería incompleta, puesto que se lo considera sujeto constituido como tal a partir de otro que le da significación. De esta forma, la observación también estará puesta sobre el grupo familiar, en cuanto a las respuestas a la sintomatología, la comprensión de la problemática, la valoración de la producción, la capacidad de contención, la colaboración en el tratamiento y la distribución de la problemática.

Sobre cada uno de estos puntos se realizará una observación de la que se desprenderán todos los datos necesarios para llegar al siguiente paso en el proceso del accionar musicoterapéutico: la interpretación.

De aquí en más, con el "advertir" de aquello que está más acá y más allá de la sintomatología del paciente, se va delineando el entendimiento y la comprensión de la singularidad, que va siendo expresada en las escenas que se despliegan en el EAR.

Es posible, entonces, plantear una hipótesis de trabajo, un objetivo que le dará dirección al tratamiento. Pero sería desacertado afirmar que aquí concluye definitivamente la evaluación diagnóstica, ya que la misma es una instancia que se repite, en diferentes momentos, puesto que nos ayuda a revisar, reformular y redireccionar el proceso, en caso que sea necesario, siempre en dirección a la cura, única dirección posible, único deseo que puede (y debe) tener el terapeuta.

Trabajo Original: Presentación en el
IV SIMPOSIO ARGENTINO DE MUSICOTERAPIA
EVALUACIÓN DIAGNÓSTICA EN MUSICOTERAPIA
Mt. Maria Marcela Magnoli

Introducción

Ingresé a trabajar en el Hospital Nacional Dr. Montes de Oca para formar parte del área de rehabilitación. Allí, en el mes de marzo, comenzó a funcionar la "Clínica de Evaluación", integrada por un amplio equipo de profesionales de esta área.

El principal objetivo de ésta era determinar un diagnóstico eficaz para diferenciar en un paciente entre capacidades inexistentes o afuncionales de aquellas otras capacidades funcionales que posee.

En base a esto nacieron interrogantes tales como: ¿Qué es la evaluación diagnóstica en Musicoterapia?; de lo que derivo: ¿para qué evaluar?, ¿cuál es la diferencia entre la evaluación diagnóstica y el tratamiento en sí?, ¿qué se debe observar a la hora de la evaluación?

En este escrito intentaré responder a cada una de las preguntas planteadas, con la mayor claridad posible, compartiendo con los lectores mis pensamientos y modalidades de trabajo.

Desarrollo

¿Qué es la evaluación diagnóstica en musicoterapia?

El camino que fui recorriendo en busca de respuesta me condujo a la lectura sobre escritos de varios colegas, charlas con algunos de ellos e incluso intercambios con profesionales de otra índole.

De esta manera encontré dos puntos que son de importancia para tener en cuenta y que luego desarrollaré:

- Diversidad de códigos entre los musicoterapeutas
- Atravesamiento institucional

He encontrado que no hay un término consensuado en la denominación de la evaluación diagnóstica. Por ejemplo: la Mt. Ana Clara Rigal nos habla de "admisión", por otra parte Poch Blasco habla de "recogida y análisis de datos".

No es mi intención entrar en una discusión semántica, puesto que evaluación y admisión no tienen el mismo significado, ya que EVALUAR, según la Real Academia, es: señalar el valor de una cosa, estimar, apreciar; estimar los conocimientos, aptitudes y rendimientos de un sujeto.

Por otra parte ADMITIR, según la misma fuente, es: recibir o dar entrada, aceptar, permitir; ADMISION: acción y efecto de admitir.

¿Se podría decir entonces que se realiza la evaluación diagnóstica para luego recibir o aceptar al paciente al tratamiento?

Por otra parte, considero que es de importancia el lugar de trabajo en cuanto a este interrogante. Para ser más precisa, veamos algunos ejemplos:

- Instituciones donde la admisión está a cargo de profesionales médicos o psicólogos, los cuales realizan la derivación al equipo interdisciplinario para su evaluación diagnóstica y plan de tratamiento.
- Instituciones donde la admisión está a cargo de un equipo interdisciplinario, el cual a su vez evaluará al paciente para determinar el tratamiento a seguir.

Seguramente hay más ejemplos a mencionar, pero el sentido de lo anteriormente dicho es recalcar las diferentes situaciones frente a las cuales se puede encontrar el musicoterapeuta a la hora de la evaluación.

De todas formas, los colegas entrevistados coincidieron en que existe una instancia previa al tratamiento considerada como una etapa de interconocimiento entre el paciente y el terapeuta.

El objetivo de la evaluación (¿para qué?)

El Mt. Ruben Gallardo nos dice: "*... los datos que se puedan obtener en el transcurso de las entrevistas con cada paciente, solo prodrán proporcionarnos* *conocimientos puntuales que nos ayuden a modelar una estrategia acorde con la singularidad de aquel. Cuanto más se ignora sobre la singularidad de una persona, mayor es la tendencia a encasillarla en lo general y a intervenir en consecuencia."*

Podemos decir que el objetivo principal es conocer al paciente en todos sus aspectos: capacidades, posibilidades, necesidades, deseos (si los hay), para luego poder realizar un diagnóstico.

Por otra parte el "diagnosticar" en Musicoterapia es un tema en discusión aún, ya que muchos consideran que los musicoterapeutas no estamos preparados desde la formación académica. Otros en cambio plantean que el diagnóstico es el punto clave de la evaluación, y más aún, en el caso de la Mt Claudia Mendoza, nos dice que:

"*Diagnosticar en Musicoterapia es en primer lugar "escuchar" los rasgos propios de un sujeto, puestos de manifiesto en su producción sonora y, a partir de allí, de esta lectura inicial (análisis del estilo, asociaciones extramusicales y modalidad sonoro-vincular), arrojar una hipótesis de trabajo e inferir sobre los recursos técnicos y metodológicos que se podrán implementar a lo largo del tratamiento.*"

Aportando más sobre este tema, Mendoza expone: "*Cabe señalar que los T.V.S (Tipos Vinculares Sonoros) son una construcción epistemológica para evaluar las relaciones objetales y el grado de discriminación yo-no yo del sujeto y sus graduaciones. Representa la manifestación sonora de una posición subjetiva respecto del vínculo y se convierten por lo tanto en una herramienta diagnóstica, dentro del proceso global del tratamiento musicoterapéutico*".

Si tomo el concepto de esta profesional sobre el diagnóstico en musicoterapia consideraré que todo musicoterapeuta esta preparado para diagnosticar. Aun así creo que un diagnóstico más acabado respecto a la determinación de un trastorno supone años de experiencia, de investigación y estudio.

Evaluación diagnóstica y tratamiento: ¿cuál es la diferencia?

La respuesta a esta pregunta pareciera ser muy obvia, la diferencia entre estas dos etapas son los objetivos de trabajo que el musicoterapeuta se plantea en cada una de ellas. Pero más allá de la obviedad quisiera desarrollar este tema.

Rubén Gallardo en su libro Musicoterapia y Salud Mental habla de observación, interpretación y finalmente intervención.

Quisiera tomar estos tres conceptos cuidadosamente diciendo que la observación y la interpretación están ligadas a la evaluación diagnóstica, y la intervención, al tratamiento en sí.

Considero también que hay una etapa previa a la observación, que es la recopilación de datos del paciente ya sea por medio de la historia clínica, entrevistas con familiares o referencias de otros profesionales.

Recabación de datos, observación e interpretación permitirán la formación de una hipótesis que luego conducirá las intervenciones.

Así mismo, durante el desarrollo del tratamiento no deja de haber observación, interpretación y evaluación, pero es otra la orientación que tienen estas tres palabras en esta instancia.

Durante la etapa previa al tratamiento, la observación será objetiva en su máxima expresión, son al fin de permitir que el paciente nos muestre su singularidad.

Como lo plantea Ana Clara Rigal: "*en los primeros encuentros con el paciente se arman escenas en las cuales vemos un resumen de cómo es este y su realidad...*", *pero para esto es necesario que el musicoterapeuta habilite ese espacio, o mejor dicho, el escenario donde se jugarán esas escenas. Ni invadir, ni abandonar, entre estas dos posiciones estaría la medida justa que luego determinará el modo en que se irá desarrollando el futuro tratamiento (...) Tomar la información sustraida de la intuición sensible y contraponerla abiertamente con una apuesta epistemológica que la re-cree. Racionalizar la experiencia no equivale a encerrarla en compartimientos estancos, por el contrario, se trata de revitalizarla, variando los problemas, relacionando unos con otros para hacerla proliferar.*"

¿Qué se debe observar al realizar la evaluación diagnóstica?

Anteriormente mencioné una etapa previa a la observación donde se realiza la recopilación de datos del paciente. Durante esta etapa también se tiene en cuenta:

Motivo de consulta. Los psicólogos plantean que "*en el motivo de consulta cabe discriminar entre motivo manifiesto y latente. El motivo manifiesto es el síntoma que preocupa al que solicita la consulta hasta el punto de operar en él como señal de alarma... En la mayoría de los casos el motivo manifiesto es, dentro de la gama más o menos extensa de síntomas que aqueja al paciente o a quienes conviven con él, lo menos ansiógeno, lo más inocuo, la más fácil y conveniente de decir al psicólogo...Por lo general el motivo es otro, más serio y mas relevante que el invocado en primer término. Lo denominamos motivo latente, subyacente o profundo de la consulta*"

La Demanda. Trabajando en el Hospital Montes de Oca encontré que la demanda provenía de parte de los médicos psiquiatras que, ante una población de 1000 pacientes, creían necesario un espacio donde estos pudieran "escuchar música ", o simplemente asistir, sin tener en cuenta, no en todos los casos, el sentido real de la musicoterapia, y por ende, el proceso terapéutico que se realiza en dicho espacio.

Quién deriva. Por lo general las derivaciones son realizadas por otro profesional (médico, psiquiatra, psicólogo, terapista ocupacional, etc.) mediante un pedido de interconsulta a la dirección de rehabilitación y de acuerdo a la posibilidad del paciente, se lo cita en el servicio o se va a verlo al pabellón correspondiente. Es importante, a su vez, tener en cuenta los motivos de la derivación.

Ahora bien, con respecto a la observación directa del paciente, algunos musicoterapeutas realizaron fichas de evaluación en las cuales están detallados ítems de diferentes aspectos del paciente. Estas fichas han sido utilizadas pocas veces en la práctica clínica, por un lado porque es muy difícil llegar a completar todos los ítems y por el otro porque surgen situaciones que no están contempladas allí y que son quizá las más importantes (impresiones generales que surgen a raíz de la transferencia, por ejemplo).

Sin embargo, hay ciertos puntos que todos los musicoterapeutas utilizan como referencia para poder observar al paciente en estos primeros encuentros.Los que considero más importantes son:

- *Comunicación y expresión*: ¿de qué manera se comunica? Si lo hace en forma verbal o gestual, si hay lenguaje comprensible, expresivo, si su lenguaje verbal concuerda o difiere de su lenguaje gestual (entendiendo este último como lenguaje corporal).
- *Aspecto vincular*: modalidad de relación tanto con los objetos de trabajo, o sea todos aquellos que formen parte del encuadre, como con el terapeuta, teniendo en cuenta que este modo vincular estará supeditado a la investidura que el paciente haga sobre estos.
- *Deseo del paciente*: pensando en este desde su sentido más amplio de acuerdo a la posición subjetiva del mismo hasta el deseo mismo de realizar un tratamiento musicoterapéutico o no.
- *Aspecto sonoro musical*: preferencias, rechazos. Desde la producción, la escucha, desde las interacciones que se generan en la producción sonora con otro, etc.

Todos los anteriormente nombrados serán tomados en un primer momento para que luego, como dice Rubén Gallardo: "*a medida que estas cuestiones van siendo puestas en juego por los pacientes, los musicoterapeutas tenemos la posibilidad de observar y analizar tanto las modalidades de su manifestación como sus contenidos explícitos y latentes.*

- *La expresión más centrada en lo intelectual, o con mayor énfasis en lo metafórico, o con un déficit en la simbolización.*
- *El sentido de las escenas desde el plano consciente y su correlato inconsciente.*
- *La capacidad de representación del propio cuerpo y del mundo externo.*
- *La calidad afectiva de las investiduras.*
- *Las posibilidades de fusión y separación.*
- *Las figuras principales (madre,padre) representadas en las escenas lúdicas.*
- *Las modalidades de relación consigo mismo, de a dos y de a tres.*
- *La forma de establecer el contacto y el sentido de los afectos puestos en juego.*

Hasta aquí la observación, desde aquí la interpretación y finalmente la "intervención"

Conclusión

Toda evaluación musicoterapéutica lleva consigo fuertes implicancias culturales a través de las representaciones que los distintos grupos humanos construyen sobre este objeto de estudio. De ahí la importancia de resignificar el concepto mismo de evaluación diagnóstica que dejaría atrás la idea de lograr un control estricto sobre los sujetos y sus características como algo cerrado por una concepción de evaluación dinámica, permanente y en proceso con el devenir de la misma práctica terapéutica.

Si bien ha de aproximarse lo mejor posible a lo científico, concibo que evaluar no es una técnica de medición, sino un acercamiento siempre creciente al devenir de un sujeto siempre cambiante donde, si el espacio terapéutico lo permite, aparecerán las distintas manifestaciones de signos inconscientes significativos a la lectura del terapeuta.

La realización de este trabajo significó un llamado a reconceptualizar mi quehacer musicoterapéutico al haber entrado, pirmeramente, en discusión con mis propios conocimientos, llevándome al intercambio con otros profesionales y descubriendo la posibilidad de abrir otros interrogantes.

Bibliografía

Rubén Darío Gallardo. "Musicoterapia y Salud Mental. Prevención, asistencia y rehabilitación". Buenos Aires,1998. Ediciones Universo.
Serafina Poch Blasco. "Compendio de Musicoterapia. Volumen 1". Barcelona, 1999. Editorial Hender.
José Bleger. "Temas de psicología. Entrevista y grupos". Buenos Aires, 1964. Editorial Nueva Visión.
Claudia Mendoza. Artículo "Reflexiones Preliminares". Publicación del equipo ICMus, Investigación y Clínica Musicoterapéutica. Buenos Aires, agosto del 2000
Ana Clara Rigal. "Admisión y encuentros preliminares en Musicoterapia". Trabajo presentado en el Hospital Dra. Carolina Tobar García.

Aquella debilidad mental o " El paciente inexistente"

Autor.: Adolfo Stefler

Conceptualización

1) Hay "alguien"

Hay alguien que no nos pide nada, o al menos, no sabemos qué quiere de nosotros.

Es la cara visible de otro (con minúscula); ese otro que sí trae un problema (no siempre especificado) y que sí nos reclama algo.

Ese otro que ha soñado con un hijo distinto al que tiene.

Ese otro que ha soñado con un hijo igual al que tiene y trae a la consulta.

Se construye así un puente, el cual es transitado en maniobras de idas y vueltas entre el demandante, –que no es el "paciente"–, y el demandado –que tampoco lo es– (llamémosle genéricamente el "terapeuta").

El protagonista de este escrito será de aquí en más violentado por una larga cadena de operaciones alienatorias, que comienza ya a partir del mismísimo mote de "enfermo" o "paciente".

Estamos ante un "sujeto" y -¡cuidado con esta denominación!; no todas las concepciones de sujeto lo incluyen de hecho- al que se le disfrazará y otorgará automáticamente patente de "paciente" y/o de "alumno".

Doble investidura, la que al menos, generalmente, no va acompañada desde lo manifiesto con la colocación del bonete de burro ni el chaleco del loco.

Fenómeno compulsivo, defensa maníaca ante la imposibilidad de captar/aceptar a "ese que también es", ese a quien nuestras cadenas de significantes parecen no poder contener. ¿Quién sos que no te registro?, le podría haber afirmado en la cara alguien desde un lenguaje casi televisivo.

Acto seguido, la persona enigma pasa a ser "terapeutizada": ya es presa cautiva de "la ciencia". De premio con la "oferta combinada" recibe para siempre dos mal-dicciones: la lástima y lo imposible.

Entre tanto "tanto", hay del sufrimiento, y hay de una –llamémosle– organización del Yo en formación (y "*en souffrance*").

2) ¿Qué? ¿hacer?

Inteligencia y habilidad : ellas abren puertas que conducen a los más difíciles resultados.

Aquí es al revés;

Otros recursos habilitan la entrada hacia ese "escenario ", ese "territorio" desde el cual es dable poner en acción el dispositivo terapéutico.

Atravesar por la sesión, imbuidos de un espíritu de ignorancia absoluta.

Ignorancia que nos libera del uso de los conocimientos como defensa, perceptible a partir de frases del tipo " este paciente es un ---"(nombre de una patología oficial) .

Denominaciones, rótulos, imagen que hace pantalla a lo que no se puede ver.

Predisposición a desembarazarse de todo otro recurso que no sea el "recurso uno", que es precisamente Uno.

Sumatoria de recursos "técnicos académicamente aprendidos"---> recurso cero

Uno mismo ante una instancia dialéctica de inmersión "ser <> ser"---> recurso uno

Recurso cero + Recurso uno ---> recursos M.T.

Y bueno, ellos ponen la plata y la voluntad de llevarlos / depositarlos donde nosotros.

La institución dice: "bien; aquí existe nuestra necesidad, vos tenés un título, hacete cargo o andate; tenés toda la libertad, en la medida que no saques los pies del plato... (que es chico y moldeado a nuestra forma).

¡Vamos! : ¡Hacé cosas...!"

Y entonces debe comenzar "el show eléctrico de la Musicoterapia": rara alquimia de Schoenberg y Rodrigo: deberá ser a la vez revolucionaria, pero complaciente al máximo.

Pacientes como títeres a poner en escena.

Echemos un vistazo; allí vienen, (o los traen arriados), desde el aula, o desde una actividad tipo T.O. convencional.

Habrán estado sentados haciendo nada, mientras alguien con guardapolvo ayudaría a recortar fotos de revistas del año pasado, o simplemente "rockiando" en sus lugares.

Nos invade esta sensación: el principal objetivo parece ser el dejar transcurrir el horario institucional estipulado sin que se produzcan "des-bordes".

¿Por qué saldrían inmediatamente de ese sopor para estar con nosotros?

¿Por qué no habrían de "des-controlarse" al encontrar un ámbito donde La Ley ha mutado?

¿Cómo habrían de abandonar el "estado de enjaulamiento" provocado por la medicación que muchos "deben" tomar y que ejerce su poder de policía química durante las veinticuatro horas del día?

¿Por qué habría de suspenderse mágicamente durante el tiempo de la sesión de Mt.?

Pero ahí está ante nosotros el "paciente cometa": arrastra su cola de la cual van prendidos familia e institución.

Ellos tienen la fantasía de que esa cola de la cual se agarran con menos derecho que prepotencia, es la rienda desde la que pretenden dirigir los movimientos, emociones y pensamientos de esa "dulce bestia que no comprende el drama que ocasiona desde su existencia".

Pero atención: por otra vía del mismo ferrocarril, viene circulando ese otro tren, capaz de arrasar con todo lo que se le interponga en el camino: es el de la negación, propulsado por cierta locomotora ,a cuyo costado lleva una placa identificatoria, donde se lee: "La culpa".

Psicosis

En instituciones:

(o quizás "psicosis institucional")

El paciente es (paciente) de la institución, por lo tanto uno es terapeuta en el siguiente doble sentido: terapeuta "de" la institución, trabajará con el paciente; a la vez se las tendrá que ver con el sitio desde el cual se posiciona la institución respecto del concepto / criterio de "curación" (o más bien sobre la "fantasía") que destila, a fin de no quedar fagocitado por "su estilo" .

Es muy importante realizar un diagnóstico de la institución. Se observará que, con frecuencia, el punto central de su labor se orienta hacia aquellos "logros" (probablemente artificiales), relativos a una pretendida inserción social, incluyendo también las clásicas A.V.D.

Aquí parecen agotarse las expectativas; cúmulo de actividades dirigidas desde los "adaptados" hacia los "no - adaptados" con el obvio objetivo de la bendita "adaptación".

De todos modos convendrá analizar oportunamente la dicotomía que se da entre lo que la institución anuncia como propuesta desde su discurso explícito y lo que en la práctica hace.

La institución es así un dique contenedor durante determinado lapso -por ej.: de lunes a viernes, entre las 9,00 y las 15,30 horas - , de los descalabros del hogar, en una vasta extensión que comprende desde lo narcisístico parental hasta los vidrios y muebles de la casa.

Por otra parte, no estamos ante el paciente ideal del modelo médico: no es alguien que acude a la consulta por sus propios medios e iniciativa, ni alguien que se presente refiriendo "un fuerte dolor acá".

Lejos de eso, nuestro paciente llega, pero no ha venido, se nos presenta más bien como un síntoma emergente de una particular configuración histórica familiar.

Como en el cine, parece insinuarse un subtitulado bajo la atribulada expresión de alguien : "él es el ¿enfermo ?, y nosotros ¡sufrimos! "

¿Está dispuesta aquella estructura familiar patógena, a intentar una revolución tal que amenace letalmente su existencia?

¿Estaríamos en ese caso ante una " enfermedad de la enfermedad"?

¿Toleraría esa familia un movimiento tal que fuera más allá de la cura del síntoma, o aunque más no fuera permitiría la salida del síntoma?

¿Están dispuestas, familia e institución social, a incursionar por ese territorio cuya "ética propia supone adoptar valores estrictamente inaceptables por parte de cualquier poder constituido"?

¿O conformar un tandem con el fin de subvertirse al secreto familiar - social?

"Si pusiéramos demasiado énfasis en esta cuestión del más allá del bienestar y de la cura del síntoma, podríamos llegar a ser considerados como muy inquietantes para la seguridad pública".

Acerca del "tratamiento"

¿A quién está uno por atender?
¿Cuál es el tratamiento?

Precaución:

Prevenirse ante dos falsafaces:

I) Enmascaramiento medicamentoso : se refiere a las posibles distorsiones que nuestra percepción puede padecer a causa de lo que antes definí como la"policía química".
Enigma que aparece a veces verbalizado directamente por los padres con preguntas del tipo"¿cómo sería mi hijo sin la medicación?".
Paciente que –si ha tenido la suerte de ser diagnosticado en forma temprana– fue virtualmente expropiado por la ciencia oficial de su naturalidad a cambio de mantenerlo clínicamente"compensado" (o"pensado con..." ¿ el sujeto supuesto saber?... la cordura y la fiabilidad de ese"Otro" que se impone a modo de parodia de un proceso que evolutivamente el individuo está vedado de incorporar?

II) Acondicionamiento y automatización: es el riesgo de valorar erróneamente respuestas artificiales; fruto del"amaestramiento" familiar e institucional. ¡ Ah, maestra: miento!, parece advertirnos a nivel transferencial lo que se impondría como verdad desde lo conductual. Es que aprendió lo peor que se puede aprender: aprendió a repetir, o con más precisión, a"repetirnos".
Después de todo ¿no se trata de eso?, ¿de copiar lo que hacemos y decimos nosotros?

Podría sumarse un factor más a este cuadro de "riesgos". Se trata del etiquetamiento y condicionamiento que preside muchas veces al establecimiento del vínculo con el paciente, a partir del "cuadro clínico".

Conviene tener presente aquello que puede ocurrir en psicología o en psiquiatría: "no olvidar que el analista también está en el cuadro y que, además, pinta el cuadro".

¿Qué podemos indagar/saber de ese supuesto paciente ?

Conocemos que no encaja en el entramado lógico de las relaciones sociales "globalmente aceptables".

También que en muchos casos se trata de personas que no están en condiciones de auto-subsistir (no hay noción de riesgo, ni capacidad de proporcionarse alimento y otros cuidados básicos).

Se observan aquí dos campos en conflicto:

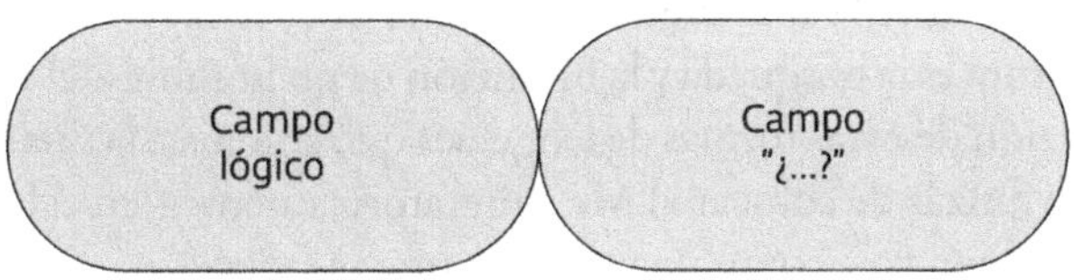

Estamos en la frontera entre un campo lógico globalmente aceptado y otro campo donde "hay del paciente".

¿Será ese territorio el refugio desde donde se torna inaccesible, inexpugnable y desde donde puede permanecer (al menos desde su imaginario) a salvo de la mortal amenaza del deseo del Otro?

¿Consiste acaso el proceso terapéutico, en una serie de maniobras tendientes a traer a modo de cinchada, y aunque sea arrastrándolo de los pelos a ese "proto-sujeto" (o "sujeto en incompletud") hacia nuestro terreno, el del piso firme de la salud?

Retomando el esquema anterior:

Se impone ir más allá de la dialéctica "Campo de la lógica Vs. Campo ¿...?" , agregando un tercer campo:

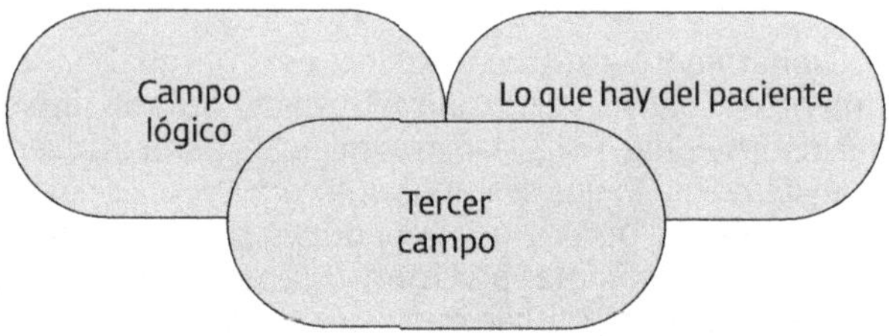

Este tercer campo es sonidos, movimientos, palabras: eslabones de una estructura que "no cesa de incompletarse".

Elementos que en principio parecen estar y que pueden en algún momento ser.

No se trata entonces de datos a consignar, a aislar dentro de un contexto aparte, como peces dentro de una pecera: la sesión de Mt. es un tercer campo.

Allí, con todos los cuidados del caso, tendrá su lugar aquella expresión de Schreber "Todo sinsentido se anula".

Ante el producto sonoro del psicótico, ---> la "música" del Mt.

Ante esa "edición fallida por la ausencia radical de un nombre que haga sintaxis a los fragmentos que se enuncian, --->"el decir, que puede sostenerse, ya no solo como padre imaginario, sino como padre cuya verdadera función es la de unir y no la de oponer el deseo a la ley".

Escritura que comienza con la letra.

La letra es el significante de la imagen sin significado...: función mediadora de lo real ante la aparición del síntoma psicótico.

La escritura es la búsqueda y la invención de un nombre-del-Padre ausente y la creación de otras formas de lenguajes que empuja a la metaforización.

Se trata quizás de colocar al Mt. –metafóricamente– en el lugar del objeto a, como una voz, como una mirada, una presencia.

Planteada desde el tercer campo, se trata de una presencia que no invita a tocar ni a escuchar, no enseña ni induce, sino que se ofrece como puro no hacer, para que el paciente pueda hacer.

Pero un no hacer musicoterapéutico, presupone un marco referencial teórico bien definido, y el manejo sólido de un conjunto de competencias y habilidades musicales específicas[8], desde las cuales ese no hacer tendrá validez técnica, dado que de carecer de ellas, se cae –entre otros riesgos– en aquello que se ha dado en llamar "la racionalización de la impotencia".[9]

Un "no hacer" que permita hacer. Percibir lo que se enuncia sin ser enunciado.

Esa verdad que no es dicha, pero que es sufrida por el sujeto.

Tocará, cantará, danzará, hablará si es preciso, pues de lo que se trata es de captar sobre lo vivo.

En este sentido, "*... el peligro que se evocará de delirar con el enfermo no es para intimidarnos, como no lo fue para Freud.*

Consideramos con él que conviene escuchar al que habla, cuando se trata de un mensaje que no proviene de un sujeto más allá del lenguaje, sino de una palabra más allá del sujeto".

De un sonido más allá del sujeto, diría yo desde el campo musicoterapéutico, donde además, mal que le pese a los "clasificacionistas", ese sonido devendrá significante dentro de una red única e individual enmarcada en un particular discurso sonoro y, en el caso específico de la psicosis, permanecerá a manera de holofrase.

En todos los casos, en la medida en que se recorre el camino hacia el origen de una asociación sonora, o si se intenta una referencia a elementos impropios de un Real sonoro dado, advertimos que "... el drama en la lengua..." (como en el plano sonoro) "... es que la referencia falta."

Tercer campo que palpita al margen, que "es con el paciente", donde "en su relación con el deseo, la realidad siempre aparece como marginal".

Rasgo tomado por Lacan no casualmente desde una expresión también artística como la pintura, desde donde advierte cuáles son los "bastidores desde donde la imagen encuentra su status".

Curiosamente –o no tanto– y lejos de privilegiar "lo adaptativo, lo didáctico, lo gratificante", la terapéutica no gira tanto en torno a lo que el

8 Esta maniobra implica que después de aprender a tocar, hay que aprender a leer aquello que desde el sonido se ha escrito. Reconocer y poder trabajar con esos "bastidores" a que se alude más adelante.

9 Quizás sea necesario recordar en esta especie de "declaración jurada" del terapeuta, la responsabilidad de asumir uno mismo el rol de paciente, instancia que si es soslayada, encerrará al menos desde este encuadre específico, una decisiva resistencia al trabajo y un handicap que invalidará técnicamente sus intervenciones.

paciente puede llegar a "tocar", sino más bien a que surja la marca de aquello que por definición no puede aparecer, porque es de lo inefable de lo que la Musicoterapia intenta dar cuenta, asentado sobre su caudal de silencio y sonido, y no desde una negación neurótica de la palabra.

En definitiva, se propone una estructura de la clínica musicoterapéutica cuyo modelo se define:

Recurso 0 + Recurso 1 en articulación con el Tercer campo

Tercer campo que nos recuerda aquello de:
"*La esencia de la teoría psicoanalítica es un discurso sin palabra*"[10]

El sujeto psicótico, elabora un saber, restituyendo el nombre-del-Padre por medio de la producción de un significante nuevo (neologismo, delirio), o bien, inventando la letra que soporta lo real.

En este sentido se hace imprescindible tener presente la instancia de "diferenciación" que distingue una estructura neurótica de la psicótica.[11]

Como señala Pura Cancina al hablar de una evolución diferencial: "Hay cuadros que se suelen llamar psicosis infantiles, pero que son cuadros de graves perturbaciones que sin embargo pueden virar no hacia un destino restitutivo (en ese sentido propiamente correspondiente a lo que es del orden de la psicosis) sino a lo que es un destino constitutivo (donde puede producirse lo que aún no había sido producido)."

Para agregar luego, que se trata de: "no un camino, algo que se pudiera entender desde la regresión; sino algo que se pueda entender desde lo que no se ha producido".

Es que así como Freud hablaba (para psicosis) de ese inconsciente a cielo abierto, bien podría trabajarse sobre la siguiente idea:

A raíz de la forclusión, el psicótico no ha completado su construcción estructural "neurótica", de modo que ya que es sumamente riesgoso el interpretar sus síntomas, bien puede trabajarse sobre la hipótesis de la construcción de un fantasma a partir de una lógica: la de un "proto objeto a" .

Entonces ya no nos obstinamos con la interpretación de sus síntomas ni tampoco desestimamos cualquier otro análisis -invocando la tan mentada imposibilidad científica de "entender la psicosis"-, sino más bien, pensarlo desde una "lógica" de este fantasma efecto de la forclusión, no necesariamente inconstruible con el tiempo y el soporte terapéutico apropiado:

10 (... La esencia de la teoría psicoanalítica es la función del discurso, y precisamente en lo que podría parecerles nuevo, o al menos paradojal: que yo lo diga sin palabra.) J Lacan - Sem. XVI.

11 Mantenemos el criterio clásico de división neurosis / psicosis, al solo efecto de abreviar esta presentación, y en virtud de la alternativa a que puntualmente se alude.

En psicosis estaríamos ante un fantasma a cielo abierto.

Si bien los términos "inconsciente" y "fantasma" no son equivalentes, se pasa de "interpretar síntomas" a "descifrar lógica fantasmática" (para seguir con este desarrollo habría que aceptar la posibilidad de esa "lógica", para después recién recorrer el camino de la comprensión de dicha lógica.

(En este sentido es recomendable ver en el seminario XIV la crítica que el propio Lacan realiza sobre el empleo que hace Freud de principios lógicos para formular el concepto de "yo-no yo", negando esta posibilidad y planteando a cambio para el bebe la pregunta sobre si "yo soy").

Bajo esta perspectiva, palabras tales como monotonía, rigidez, estereotipia, aislamiento (entre otras) podrán remitirnos ahora a una "resonancia transferencial fantasmática".

Así como para Lacan "las resistencias son formas de coherencia mismas de la construcción neurótica", los síntomas del psicótico pueden dar cuenta de las formas de coherencia de su particular lógica fantasmática.

Lo que antes era frontera desde el síntoma, se nos presenta ahora como puerta desde el fantasma.

Así habremos dado un nuevo paso dentro de ese "tercer campo", no en este caso preguntas para responder, sino con respuestas para preguntar.

Ni "yo lo voy a buscar", ni "él debe venir hacia mí": relación terapéutica de la que ambos componentes saldrán diferentes a como entraron.

Sin duda que esta operación demanda sus riesgos, pero aquí, una vez más, el precio de todo es todo.

Claro que al hablar de lógica del fantasma no lo estamos haciendo desde aquella lógica que menciona Lacan (en el sem. Lógica del Fantasma). No podemos afirmar la existencia de tal elaboración en el campo de la psicosis infantil.

Se trata más bien de un fantasma "puro axioma".

Ese fantasma fundamental a partir del cual se van a poder "producir" verdades y falsedades, versificaciones.

Pero antes de ello no hay nada: son el punto de partida y el punto límite.

Informe

Autora: Andrea Gómez Navarrete

Presentación realizada en base a la observación y práctica de una sesión de Musicoterapia a cargo del MT. Rubén Gallardo, realizada con el paciente M. S. en el Centro Uno de Salud Mental.

Mi aproximación a este caso se realiza a través de una pasantía de la Carrera de Musicoterapia durante el segundo cuatrimestre de 1996.

Los primeros datos en relación a este caso fueron revelados en las reuniones de Equipo, donde cada profesional hacía su aporte y opinaba sobre el material que se desplegaba en cada sesión a la que asistía el niño.

Llegado el día en que finalmente observaría al paciente en acción, éste ingresa al lugar donde los hechos transcurrirían.

Se trata de una sala muy amplia, con pocos muebles, una alfombra, varios objetos inflables de diversa forma y color, con objetos sonoros... y por supuesto, infaltable en el encuadre de una sesión, el terapeuta dispuesto en el horario previamente pactado con el paciente.

¿Cuáles eran los aspectos a observar? Me centraría en dos ejes: lo vincular y lo emocional.

Y así fue que Miguel Ángel llegó, ingresó a la sala y comenzó a desplazarse por ella.

Con respecto a la observación de la relación terapeuta-paciente, el primero desempeñaba el rol o la figura de un padre, compartiendo sus juegos e intereses y, en otros momentos, poniendo límites, dejando de responder solamente a los deseos del niño.

Ante esta situación, éste buscaba que yo lo protegiera. Esta búsqueda era evidente por una serie de actitudes observables tanto en el terapeuta como en el niño, y también por el lugar que cada uno de los cuerpos ocupaba en el espacio y por los desplazamientos en él realizados.

De algún modo, yo representaba la imagen femenina y materna, pero con respuestas distintas a las que habitualmente recibe (cabe aclarar que mi consigna era la de observar con la menor implicancia posible) y entonces el niño se halló con una madre que no le resolvía sus problemas, que no se anticipaba a la situación en juego, que dejaba que el niño fuera quien tomara las decisiones por su cuenta, que experimentara una frustración que lo separara del vínculo simbiótico y así tener que diferenciarse (diferenciar yo, no-yo, única vía de salida para adquirir su propia estructura psíquica e identidad).

En el plano de lo emocional se puso en juego un amplio repertorio de actitudes en las que el terapeuta oscilaba entre la provocación y la seducción. Provocación porque el niño se molestaba y fastidiaba continuamente al querer sacarle algunos de sus juguetes / cascabeles. Para el niño esta actitud era terrible, se replegaba , le generaba intensa angustia, temor, y me atrevo a decir terror, porque la escena puesta en juego fue in crescendo y tiene un final abrupto; de repente, el juego desapareció, y quedó en evidencia un gran fantasma... ¿de devoración? Pienso en la devoración porque el niño reacciona cuando le quieren sacar un juguete, y reacciona porque el juguete pienso que es él, es una parte suya, no diferencia ese juguete como algo externo, es parte de su mano, de su cuerpo, y cuando aparece el otro que quiere compartir o tomar ese objeto, siente que le arrancan una parte de sí, que le están fragmentando, entonces es que busca refugio en su madre, que lo completa, que complementa su carencia, ambos son uno, y así está seguro, lejos de la angustia..., lejos de acceder a lo simbólico, al lenguaje. Pero esta vez la situación variaba pues esta madre respondía de otra manera, sin desesperar, sin anticipar, permitiendo que el niño resuelva la situación por sí mismo, teniendo que soportar la propia angustia.

Cuando digo que el terapeuta provoca o seduce es porque lo observo en el diálogo tónico que se entabla, en los gestos, la mirada, la mímica, las actitudes corporales. Observo provocación cuando éste ingresa en el espacio del niño, incursionando en él, tratando de romper su aislamiento. Con respecto a la seducción sucede algo similar, por ejemplo en el momento en que el terapeuta, lejos del niño (después de haber experimentado una frustración), se recuesta en unos almohadones, y lo "llama" al niño con el sonido de los cascabeles y con la mirada/gesto/actitud de invitación, reforzándose la misma por la ubicación que ha elegido el terapeuta en el nivel bajo, el cual permite diluir en parte las barreras del niño-adulto, en que el niño es siempre mirado por el adulto desde arriba, creyendo así tener mayor dominio de la situación.

En lo personal hubo dos momentos que me tocaron, me resonaron. Uno de ellos fue cuando el niño, muy enojado y angustiado, ante la frustración se golpeaba a sí mismo con puñetazos sobre su cabeza; en realidad, la angustiada era yo, con mi estructura neurótica. Tal vez el niño estaba angustiado, pero creo que al autoagredirse pone en juego la única vía que encuentra para sentirse, afirmarse, afirmar su cuerpo, su identidad.

El segundo momento desgarrador fue cuando el niño aterrado ante este fantasma que se presentifica, acude a mí para que lo proteja, acercándose en el espacio. Yo me encontraba sentada, y él a mi lado tendido en el piso llorando, emitiendo unos quejidos casi animales. Era como cuando la cría busca a la hembra madre para ser protegida.

Analizando el por qué de mi angustia, tomo uno de los factores constitutivos de los que hablan Lapierre y Acoutourier: la reproducción y el maternaje. Mi instinto materno afloró en aquel momento. En realidad, yo quería tomar al niño en mis brazos y consolarlo, porque yo no aguantaba el llanto, no soportaba la angustia que me generaba. Pero el haber procedido de ese modo no correspondía en ese momento; en primer lugar porque mi rol era el de observadora y en segundo lugar porque en este caso en particular esa es la respuesta que siempre recibe de su madre, quien no tolera ni por un instante la más mínima frustración de su hijo, y además el equipo de terapeutas se encuentra trabajando sobre el tema para darle una posible salida al niño que le permita experimentar nuevas resoluciones al mismo conflicto.

Un tercer aspecto que me llamó la atención, fue cómo después de determinada secuencia que se repetía, en que el niño no encontraba quién lo complaciera de inmediato, aparecía sistemáticamente el habla. Es lógico que no apareciera comúnmente pues el niño no necesita hablar, ya que sus demandas son siempre interpretadas y satisfechas de antemano. Habiendo cambiado la respuesta de la madre o intérprete oficial, el niño necesita comunicarse, y es entonces cuando surge la palabra.

Monografía
Autor: Claudio Crespino
Título: "Síntesis personal de la cursada*

---

* Cátedra: Metodología y Psicometría Musical III. Coordinador Docente:
MT. Rubén Gallardo. Carrera de Musicoterapia - Facultad de Psicología - UBA - 27/11/97

"... sabemos que la metodología científica actual, en relación íntima con la epistemología contemporánea[12], ha resignado en su interrogación el "ser" de la ciencia por su "qué hacer". Ya no indaga acerca de ¿qué es la ciencia? sino que se preocupa por develar ¿qué hace la ciencia?

Creo que a lo largo de este aprendizaje nos estuvimos cuestionando acerca del qué hacer de la Musicoterapia, evitando recetarios para, en su lugar, poder llegar a construir una metodología propia y sincera.

Como síntesis de este proceso, pasaré a revisar, en reflexión, los nodos principales de este entretejido temático para así encontrar qué nuevo significado ha tomado para mi persona la práctica de la Musicoterapia.

En principio partimos de un sujeto, un ser *¿sujetado?* a su deseo, que por razones que él mismo ignora se encuentra sufriendo. Es un sujeto que no puede verse a sí en su integridad, posee un inconsciente, una porción de su historia que ha olvidado.

Este sujeto[13] posee "algo" que ha dejado llamarse Fantasmática. Este es uno de los puntos más interesantes de la cursada dado que no existe como concepto en la literatura analítica. Desde mi entendimiento (que es poco) podría definir Fantasmática como la construcción singular que el sujeto ha podido o

---

12 Tal como la entiende Juan Samaja en su libro Epistemología y Metodología Científica. Eudeba, Bs. As. 1996.

13 Sujeto "escindido y deseante" como bien sostiene Sigmund Freud en su "Dos Principios de un Acontecer Psíquico".

lo han dejado hacer de la realidad. Designamos entonces como Fantasmática a la organización singular con que cada sujeto opera sobre la realidad.

Tomando entonces una postura evolucionista, decimos que el sujeto hasta aquí descripto se desarrolla a lo largo de su historia[14] y que este desarrollo va sufriendo ciertos obstáculos que, según su grado de eficacia, podrán o no impedir que el sujeto siga desarrollándose.

En este punto, nos encontramos con que el sujeto no existe aislado, coexiste con otros, que serán su gracia y sus demonios ("el infierno son los otros", proclamaba Sartre) y lo más notable es que sujeto, desarrollo y obstáculos no pueden pensarse sin estar en relación a otros.

Podemos decir entonces que el sujeto se constituye en interacción, en un continuo relacionarse con los otros que, desde su prematura infancia, serán sus moldes y marcarán su cuerpo en un aprendizaje de renuncias y placeres.

De esta concepción de sujeto surgen los modos relacionales que no son más que conductas aprehendidas en la convivencia. Conductas que organizan la realidad del sujeto. Lo interesante es indagar acerca del contenido de esos modos de relación, que son máscara del deseo reprimido, de renuncias y adaptación al otro.

Podría describir un esquema referencial de contenidos pero creo que basta con recordar que en última instancia todo se remite a la demanda de amor. Sin embargo, el sujeto no recuerda ni advierte estos modos de relacionarse con los otros, esta puesta en escena de su fantasmática.

Aquí entonces adviene el quehacer musicoterapéutico, que se ofrece como espacio de conocimiento, de reconstrucción, oponiendo, ante una adaptación al medio, una desadaptación creativa[15].

Dijimos que adviene en espacio, pero no en cualquier espacio, es un espacio intermedio entre el sujeto y el objeto, un escenario lúdico, el espacio de juego[16]. En este escenario el sujeto piensa en analogías. Las analogías comprenden toda operación metafórica y/o metonímica que realiza el sujeto con relación a la realidad en este espacio particular[17].

Es en el juego donde el sujeto se exhibe y elabora su fantasmática, permitiéndose dar resolución a esos nudos que lo han detenido en su desarrollo.

Pero aquí la Musicoterapia cobra especificidad entre las psicoterapias ya que trabaja en una dimensión no advertida por otras disciplinas, trabaja con "lo precario del sujeto[18]", toma el sonido y los objetos como mediadores, como soporte estético de la singularidad, materia en donde lo subjetivo se despliega en su más cruda honestidad.

14 Entendiendo "desarrollo" en el sentido en que lo utiliza Donald W. Winnicott.
15 Fariña, J.J. M.: "Ética, un horizonte en quiebra". De del C.B.C., Bs. As, 1997.
16 Sugiero comprender esto desde la tesis de D.W. Winnicott.
17 El niño apuntala su mundo interno en la realidad. Freud, S.: "El poeta y sus sueños".
18 En su acepción winnicottiana, no confundan precario con primitivo o arcaico.

Recapitulando: Definimos al sujeto y a la terapéutica propia del qué hacer musicoterapéutico. Resta entonces lo más difícil de este escrito, hablar del musicoterapeuta. Y es lo más costoso creo que en gran parte por su historia, que habla de distorsiones y malentendidos, de dogmas y utopías.

El musicoterapeuta está con sostén del escenario lúdico, dispuesto a la escucha y al acto. Pero no debemos confundir su acción con invasión, para que esto quede claro me encantaría sobreimprimir lo siguiente en cada puerta por la que los musicoterapeutas ingresan: "*no se puede dosificar la música*"[19].

El musicoterapeuta solo se limita a ser lo que el paciente puede ver sin por ello dejar de ser él mismo. Sostiene el proceso terapéutico del paciente con sus actos, que son acciones que acompañan al sujeto. Quizá señalando, dando oriente no hacia una meta impuesta por él, sino hacia la meta que el propio paciente persigue.

Notamos también que el terapeuta desea (es sujeto como el paciente), proyecta, ve sus analogías en el escenario del paciente. Sin embargo, gracias a esta mención, puede apercibirse de este hecho, liberándose de confusiones y mala praxis[20]. Dispuesto a la escucha atenta, tanto del paciente como de sí mismo, se encuentra ahí esperando ser creado, en un juego de escondites en donde no ser descubierto sería un desastre.

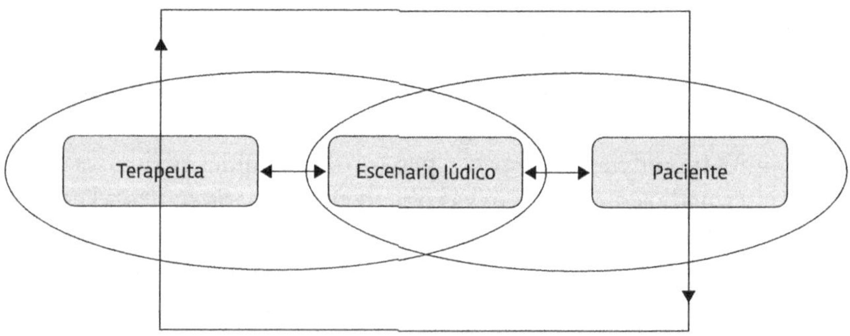

De los recursos a los que apela nos encontramos con los instrumentos, que son objetos puestos en función, sostenidos en voluntad de hacer música. Y hablo de música en su sentido más amplio, comprendiendo la organización formal del singular recorte que de la realidad auditiva

19 Esta idea, que yo tomo en su aspecto negativo, ha guiado y guía a una gran cantidad de los musicoterapeutas que trabajan y escriben actualmente, aun sin que ellos logren darse cuenta.

20 Advertimos la importancia nodal de la supervisión del terapeuta.

realiza el sujeto. Así, sonido y silencio, gesto y acción, componen un juego que es la materia efímera en la que se soporta la precariedad del qué hacer lúdico[21].

Espero haya quedado claro el qué hacer del Musicoterapeuta, porque solo así se puede construir una técnica específica para poner la metodología en la praxis. Conocemos al sujeto, nuestro encuadre, y la metodología a seguir. En cuanto a los elementos de esta praxis, contamos con todo el universo precario del juego, el sonido, el cuerpo y los objetos. Basta con desadaptarse de los antiguos modelos para comenzar a ejercer una profesión reciente, honesta y prometedora.

Como corolario de esta brevísima síntesis me doy permiso para dar algunas sugerencias para lo que creo puede llegar a ser una cursada más rica. No obstante considero, humildemente, que fue esta materia una de las más exquisitas que he tenido el gusto de cursar.

Sugerencias:

- Dar a conocer la posición epistemológica.
- Especificar los marcos teóricos que atraviesan la cátedra.
- Complementar las fichas teóricas con los referentes bibliográficos pertinentes.
- Ofrecer una conceptualización clara de los términos propios de la materia.
- Sistematizar la metodología dictada.
- Elevar el nivel conceptual de los prácticos de manera que su articulación con los teóricos sea efectiva.

Entiendo esta crítica en primer lugar como un conjunto de expectativas particulares frente a la Musicoterapia, que todavía no parece darse cuenta (salvando excepciones) de sus falencias, tanto en su aspecto teórico como en su praxis, que no es más que la puesta en escena de su "teoría", y en segundo lugar como un desafío profesional del que me hago íntegramente responsable.

---

21 Si entendemos la música en su perspectiva contemporánea, no tenemos por qué negarla ni enmascararla bajo denominaciones crípticas. Parar ampliar ver: Delalande, F.: "La música es un juego de niños", y todos los escritos desde Pierre Schaeffer y Cage en adelante.

Artículo Suplemento Salud
Diario La Prensa, Abril de 2008
Autor: Lic. Rubén Gallardo

¿Sonidos que curan?

La música, la voz, los instrumentos musicales y todas las formas rítmicas y sonoras, al ser utilizadas como herramientas de un musicoterapeuta, pueden ser de gran utilidad para abordar y obtener mejorías en pacientes con trastornos psíquicos, intelectuales, neurológicos, sensoriales y motrices de distinto origen. La musicoterapia también puede servir para prevenir ciertas enfermedades.

Si bien la musicoterapia es en la actualidad utilizada en todo el mundo, aún muchas personas desconocen de qué se trata y para qué sirve. Con el objetivo de saber más sobre este tipo de terapia, La Prensa entrevistó al licenciado en musicoterapia Rubén Gallardo, presidente de la Asociación de Musicoterapeutas de Argentina (AMdAR) y director de la carrera de licenciatura en Musicoterapia de la Universidad Maimónides.

"La musicoterapia es una disciplina de las ciencias de la salud, que utiliza como herramientas básicas la música, el sonido, la voz y los instrumentos musicales para realizar la observación, el entendimiento, el diagnóstico y las estrategias de intervención terapéutica en personas con distintas problemáticas físicas y emocionales", explicó Gallardo.

En ese sentido, el especialista aclaró que a través de esas herramientas, y las atribuciones que le son depositadas, "pacientes que presentan distinto tipo de patologías pueden poner en juego sus capacidades para conocerlas y enfrentarlas". Este es justamente uno de los principales beneficios de la musicoterapia.

Respecto a los casos en que se puede aplicar esta disciplina, señaló que "el tratamiento de musicoterapia no consiste en una "aplicación", sino en todo un proceso terapéutico que comprende el motivo de consulta, el examen clínico musicoterapéutico, el diagnóstico, la apertura de la Historia Clínica, las estrategias y la dirección de la cura, los métodos de evaluación de resultados, los criterios de alta, etcétera".

Asimismo, especificó que "niños, adolescentes, adultos y adultos mayores reciben actualmente musicoterapia para trastornos psíquicos, intelectuales, neurológicos, sensoriales y motrices de distinto origen", al tiempo que hizo hincapié en que "se obtienen muy buenos resultados en el campo de la salud mental, en todas sus variables".

En el mundo

Actualmente los musicoterapeutas son requeridos en hospitales, clínicas, centros de salud, escuelas especiales y geriátricos, afirmó Gallardo, quien también comentó que la función de musicoterapeuta se encuentra incorporada a la carrera profesional hospitalaria del Gobierno de la Ciudad de Buenos Aires, y que la Ley de Ejercicio Profesional está promulgada en distintas provincias, como Buenos Aires, Neuquén, y Chaco, entre otras. Además, confirmó que esta disciplina tiene mucha difusión tanto en Europa como en Estados Unidos y en Latinoamérica.

A diferencia de lo que algunos podrían sospechar, la eficacia de la musicoterapia no varía según el instrumento que se utilice. Al respecto, el profesional destacó que "el instrumento es una herramienta que no tiene un valor preadjudicado en sí mismo, sino que la eficacia del instrumento en el tratamiento depende exclusivamente de las investiduras (afectos, atribuciones) que el paciente construye en la relación con él y, a través de él, con el musicoterapeuta, que cuenta con la disponibilidad necesaria para promover que ello suceda".

Por el mismo motivo, la terapia con música tampoco depende de un género musical en particular (música clásica, rock, pop, etcétera). "La música como herramienta -indicó- tampoco puede tener un valor preestablecido y/o tomada en forma general; cada sujeto en su singularidad le adjudicará la importancia y la utilidad que necesite implementarle".

Sobre esta cuestión, el profesional consideró necesario advertir: "La idea bastante difundida de músicas que producen tales o cuales "efectos" tiene para el imaginario social un carácter casi mágico, pero esos mismos preconceptos en manos de profesionales inescrupulosos pueden convertirse en manipulaciones y abusos de poder".

Resultados

Al hablar sobre el tiempo que debe transcurrir antes de poder evidenciar los resultados de este tipo de terapia, Gallardo manifestó: "Todo proceso en musicoterapia, como en cualquier otra disciplina de la salud, no puede garantizarse ni en cuanto a su eficacia de curación ni al tiempo que requerirá para que el tratamiento sea efectivo. Se puede decir sí que las especiales características de las herramientas que se utilizan (la acción y el contacto con los instrumentos, el lenguaje analógico de la música, la expansión de los sonidos y los intercambios aéreos de la voz entre el interior y el exterior del cuerpo) les confieren una versatilidad muy amplia de uso y significación".

Y aunque los testimonios muestran que sus resultados son en definitiva comprobables, parece haber existido cierta reticencia por parte del resto de los profesionales de la medicina para tomar la musicoterapia como una disciplina seria. Esto, según opinó el presidente de la AMdAR, se debe a que la hegemonía de la medicina y la psicología sobre el campo de la salud aún sigue siendo muy fuerte "a pesar que disciplinas como la musicoterapia, la terapia ocupacional, la nutrición, la enfermería, la psicopedagogía y muchas otras, lentamente van ocupando el espacio que se merecen, diferenciándose cada vez más de las autodenominadas "medicinas alternativas", saliendo del rol que aquellos les adjudicaron como "auxiliares" y ampliando y profundizando la conceptualización de sus prácticas clínicas".

Otra de las bondades de la musicoterapia es que puede ser abordada tanto de manera individual (musicoterapeuta-paciente), como en grupos. "Ambas modalidades de abordaje son posibles de acuerdo siempre con las necesidades que el diagnóstico plantee como indicación adecuada -señaló el especialista-. En el caso de ser un grupo, este no debe estar conformado de antemano sino que el propio musicoterapeuta debe establecer los criterios para su constitución, las derivaciones, el tipo de pacientes, la cantidad, los diagnósticos... elementos indispensables para lograr un proceso terapéutico que apunte a la curación de cada uno de ellos y que no esté solamente centrado en la dinámica grupal".

Además, puso de manifiesto que, por otro lado, "habría que agregar a estas modalidades la necesidad (para distintas situaciones, edades y patologías) de incluir en este proceso a la familia y otros miembros del contexto social y laboral para entender al sujeto desde una perspectiva comunitaria".

Una sesión típica

Al describir el modo en que se desarrolla habitualmente una sesión de musicoterapia, Gallardo subrayó que ésta sólo se diferencia de otros tratamientos por la singularidad de sus herramientas.

"No consiste ni en ejercicios ni actividades a realizar, sino que -pongamos el caso de un niño con un trastorno generalizado de su desarrollo- ofrecemos un espacio y sus objetos para que el paciente los configure como quiera o pueda, es decir, que se pueda apropiar de todas esas cosas; en este caso puede ser que, al principio, sea solo para explorarlas y, básicamente, indagar si nuestra respuesta va ser permisiva o sancionadora de sus actitudes", precisó.

En ese sentido, Gallardo enfatizó que "en este "juego" el musicoterapeuta debe operar con mucho cuidado para no anteponer sus deseos, temores o prejuicios y poder acompañarlo en la tarea de expresar su problemática y aceptar nuestra ayuda".

"Por eso, nuestra metodología de trabajo -prosiguió- evita las habituales acciones estimuladoras o experimentales o invasivas y toma en cuenta que con cada intervención se van a poner en escena algunos "fantasmas" del paciente (que no son otra cosa que sus modalidades relacionales) y también los del musicoterapeuta que, por esta razón, debe haber realizado una formación muy intensa de autoconocimiento, reflexión, conciencia y dominio de estos aspectos personales antes de abordar la práctica clínica directa".

Para terminar, el profesional citó unas líneas del libro de su autoría, "Teoría General de la Musicoterapia", en las que resume el verdadero significado de esta disciplina tan especial: "Hacer musicoterapia es utilizar el sonido, la música, la voz, los instrumentos musicales y todas las formas rítmicas y sonoras, manifestadas y/o percibidas a través del cuerpo, los objetos y los medios analógicos y digitales de producción, reproducción, edición y comunicación, como herramientas del musicoterapeuta, investidas y resignificadas por cada paciente y con el objetivo de brindar recursos para prevenir la enfermedad, diagnosticar y emprender la curación cuando ya esté instalada o implementar la rehabilitación frente a las secuelas producidas".

Desafíos Del Musicoterapeuta *–Revista de AMdAr–*

Con la publicación de El Musicoter@peuta Nº 0 (40º de la versión virtual) continuaremos demostrando que la Musicoterapia, posicionada como Ciencia de la Salud, y los Musicoterapeutas, ubicados como Profesionales autónomos, podemos transformar un destino de dependencia, confusión y falta de identidad al que una minoría pre-histórica, instalada como "representantes oficiales", ha pretendido someternos.

Pese a todo ello, los logros obtenidos por nuestro Equipo de Trabajo, hacen que:

- Esta nueva Revista, como Órgano Oficial de la Asociación Musicoterapeutas de Argentina (AMdAr).
- La Carrera de Licenciatura en Musicoterapia de la Universidad Maimónides.

- El Centro de Musicoterapia Clínica (CMC).
- El Equipo de Musicoterapia del Centro de Salud Mental N° 1 (GCABA).
- El Departamento de Musicoterapia Clínica del Hospital Universitario (UMai).
- El Congreso Argentino de Musicoterapia Clínica.
- El Capítulo de Musicoterapia y Salud Mental de la Asociación Argentina de Salud Mental (AASM).
- Los Instrumentos Conceptuales desarrollados (Escenario Acústico-Relacional, Examen Clínico Musicoterapéutico y todas las instancias que componen el Proceso de Tratamiento Musicoterapéutico) se constituyan como aportes concretos y pilares fundamentales de esta nueva Historia.

Cada aspirante, alumno, graduado, docente está convocado a colaborar con esta construcción que ya no tiene vuelta atrás y que, en algunos años más, terminará modificando y jerarquizando la imagen y los fundamentos de nuestra Disciplina.

Es muy importante, por lo tanto, que la Asociación Musicoterapeutas de Argentina (AMdAr) crezca y se desarrolle como representante de nuestros intereses y un ejemplo de Organización que, lejos de oscilar de acuerdo con conveniencias personales o corporativas, mantenga firmes los principios que le dieron origen.

Generar estos nuevos espacios, abrirlos y ponerlos a funcionar y al servicio de nuestros asociados es una de las prioridades del momento.

Construir una nueva Historia para la Musicoterapia y una nueva Cultura Profesional para los Musicoterapeutas es la tarea permanente.

Articular la Clínica con la Formación y la Legalidad es la única forma de terminar para siempre con años de dispersión, engaños, confusión, desjerarquización y dependencia.

Fundamentar seria y objetivamente nuestra tarea y ubicarnos claramente difundiendo los resultados de nuestro Ejercicio Profesional a través de los Eventos, Publicaciones e Instituciones Científicas, es el destino que estamos impulsando para la Musicoterapia y los Musicoterapeutas.

Muchas gracias por el esfuerzo. Los resultados nos dan la razón.
Lic. Rubén Gallardo, Presidente de AMdAr AÑO 2010.

Mesa de Apertura del 4° Congreso Argentino de Salud Mental Año 2009
Autor: Lic. Rubén Gallardo
Los trastornos psicóticos. perspectivas clínicas

Ante todo quiero agradecer a la Asociación Argentina de Salud Mental por haberme invitado a participar en esta Mesa Plenaria. Es un honor para mí integrarla e intentar realizar un aporte a esta compleja temática.

Si pensamos que el trastorno emocional y, especialmente, el trastorno denominado psicótico generalmente es percibido como conflicto, dificultad, confusión, perjuicio, locura, tristeza, molestia, alteración, angustia, contrariedad, dolor, desorden, encontramos que su contrapartida implicaría entonces alcanzar un orden, la calma, la organización, el sosiego para esos trastornos aun antes de intentar lograr un entendimiento acerca de las motivaciones que lo originan, que permita una perspectiva clínica más eficaz.

Como musicoterapeuta, desde las distintas funciones y cargos que me ha tocado ocupar, he podido observar muchos de estos "trastornos" afectando de una manera singular no sólo a los pacientes (algunos de los cuales ni siquiera los percibían como padecimiento, salvo por las consecuencias de las molestias provocadas en el entorno), sino también a sus familias, a los terapeutas tratantes, a los dispositivos de atención y a las instituciones de salud mental.

Esta misma observación seguramente es compartida por muchos de nosotros, tomándola como parte del contexto que rodea a la problemática o, incluso, como originarias de la misma; pero, la mayoría de las veces, es exclusivamente el paciente psicótico el destinatario del trastorno con que queda diagnosticado. ¿Es realmente así? ¿O es un trastorno que nos involucra a todos?

No hay dudas que el contexto familiar y social y las modalidades relacionales que se ponen en juego como respuestas ante la expresión de la problemática del paciente, forman una parte muy importante de la caracterización de este trastorno.

Pero me gustaría traer al debate desde esta primera mesa del Congreso un análisis acerca de las características especiales que adquieren muchas de las respuestas que los profesionales producimos, a las que le atribuimos un poder terapéutico, que surgen de nuestros propios atravesamientos personales, de la formación e institucionales y que son determinantes en la evolución de los tratamientos.

La acción experimental invasiva (una forma muy frecuente de intervención irreflexiva, manipuladora y alejada de la necesidad del paciente), la posición desventajosa del paciente frente a una forma de relación impuesta, el abuso de la autoridad que le es conferida al terapeuta, pueden ser ejemplo de algunas de las manifestaciones de estos atravesamientos originadas en sus propias modalidades relacionales.

Asimismo, las teorías y metodologías, que nos han transmitido en nuestra formación y que nos permiten orientar la interpretación y la intervención, están necesariamente basadas en modelos ideológicos y concepciones acerca de la salud y la enfermedad que debemos reconocer y analizar críticamente.

Además, los dispositivos de atención, así como las personas que los diseñan y las instituciones de salud mental que los alojan, también aportan sus presiones y expectativas respecto de la evolución y dirección de los tratamientos y de sus resultados.

La iniciativa y la participación protagónica, por parte del paciente y su familia, en la tarea de enfrentar su padecimiento y marcar la orientación de su propio proceso de tratamiento, está frecuentemente interferida ya que la disponibilidad del terapeuta, para recepcionar esas expresiones, se ve afectada consciente o inconscientemente por estos atravesamientos.

El paso previo indispensable para realizar una observación adecuada de las modalidades del otro consiste en el trabajo necesario para acceder a la conciencia y dominio de las propias modalidades relacionales (formación personal).

Es en esa dirección que algunos Musicoterapeutas hemos centrado la atención en la formación personal de nuestros estudiantes, incorporando, a la carrera de grado, el análisis conceptual de la experiencia vivencial con nuestras propias herramientas (la voz, el sonido, la música y los instrumentos musicales) otorgándole así una jerarquía similar a la de la adquisición de contenidos exclusivamente teóricos.

Escenas derivadas del uso de estas herramientas pueden ser jugadas así en el transcurso de su formación y no recién en el marco de sus futuras prácticas clínicas donde quien quedará principalmente expuesto será el paciente. Cada disciplina tendrá oportunidad de implementar su propia modalidad para encarar esta tarea.

Acercándome ahora al tema de las perspectivas clínicas, y teniendo en cuenta lo antedicho, aparece como necesario un replanteo de los dispositivos interdisciplinarios de atención y de los tratamientos que en ellos se implementan, ya sean estos individuales, grupales, familiares o de otras modalidades de abordaje, de acuerdo a las complejidades que presentan las patologías del orden de las psicosis.

La sumatoria de "talleres" y experiencias terapéuticas grupales que ubican en esos roles sólo a unas disciplinas, y las funciones de dirección, conducción, diagnóstico, indicación, estrategia, tratamientos individuales y altas, asumidas por otras disciplinas, constituye un tipo de alineamiento que promueve la hegemonía de unas profesiones sobre otras.

Es en este contexto que crece la importancia de organizaciones como la asociación Argentina de Salud Mental, planteando desde su misma creación la necesidad del mutuo reconocimiento de saberes entre las distintas disciplinas que abordamos el campo de la Salud Mental.

Esta iniciativa tiene desde ya consecuencias clínicas y teóricas por cuanto el cambio de posicionamiento y la apertura de cada uno de los profesionales que valoramos el trabajo interdisciplinario reubican al paciente como principal destinatario de nuestra atención.

Entre estos dispositivos, el Hospital de Día, que juega un rol de interfase post internación o para evitarla, los Centros de Día y Casas de medio camino, que aparecen como alternativas de reinserción social, deben tener entonces en cuenta que la disciplina, los dispositivos y la modalidad de relación que el paciente inviste constituyen el punto de partida para establecer quién de los integrantes del equipo asumirá la responsabilidad de la conducción del tratamiento.

Se producen así dos cambios fundamentales: a) la hegemonía de una disciplina sobre otra se redistribuye y se transforma en un nuevo instrumento dotado de una multiplicidad de posibilidades (tantas como profesionales y disciplinas operen), y b) esta disponibilidad abre el camino a la iniciativa del paciente como protagonista principal de su propio proceso terapéutico.

Capítulo 3
MUSICOTERAPIA INSTITUCIONAL

7. LA INSTITUCIÓN DE SALUD MENTAL

7.1 Un Centro de Salud Mental y Acción Comunitaria[1]:

El Centro de referencia es una institución que pertenece a la Red Municipal de Asistencia de la Salud Mental. Ha cumplido casi 30 años de ininterrumpida labor en la atención de los problemas de la conducta de los niños y de los adolescentes, en cuanto a la resolución de sus problemáticas, a la reeducación psicopedagógica y a la adaptación al medio escolar, junto con la orientación vocacional.

También se ocupa de los conflictos de la pareja y la familia, que son motivados por los desajustes, momentos críticos y dificultades en la comunicación y la relación.

Asimismo, ofrece psicoterapia individual y grupal para los adultos que padecen las consecuencias de conflictos laborales y sociales, conductas neuróticas, alcoholismo y otras adicciones, etc.

Los adultos mayores están incluidos en este plan asistencial por los trastornos que se les presentan debido a la gran retracción experimentada en sus roles, los desplazamientos, el abandono afectivo, la ausencia de uno

1 Se trata del Centro de Salud Mental y Acción Comunitaria No. 1 del Gobierno de la Ciudad de Buenos Aires sito en Manuela Pedraza 1558.

de los miembros de la pareja, las fallas intelectuales y otros problemas característicos de esa etapa de la vida.

En el Centro la tarea está organizada a través de equipos que asisten a una de las áreas: Niños, Psicopedagogía, Adolescentes, Adultos, Adultos Mayores y Pareja y Familia.

Existen también áreas especializadas en la asistencia de problemas de la comunidad. La violencia familiar y social, el embarazo adolescente, la deserción escolar, los conflictos de la institucionalización y algunas dinámicas escolares son atendidas por el Equipo de Prevención y Promoción de la Salud Mental.

Se contempla en las patologías psicosomáticas la asistencia del paciente con infarto agudo de miocardio y la prevención del factor de riesgo coronario , así como de las problemáticas derivadas del climaterio en relación con las crisis determinadas por el enfrentamiento con ciertas insuficiencias. El Equipo de Psicosomática es responsable de operar en esta área.

El S.I.D.A. con sus implicancias de transformación de los vínculos sociales está comprendido en este esquema a través de la orientación y asistencia de los grupos de personas que están en riesgo, y de aquellos que ya hayan contraído la enfermedad.

Especial hincapié debemos hacer sobre las patologías muy graves, neuróticas y psicopáticas de los niños y los adultos, los que son atendidos por medio de dispositivos denominados Hospitales de Día. En ellos los pacientes pasan de 5 a 8 horas diarias y reciben un tratamiento intensivo realizado desde abordajes múltiples expresivos, psicológicos, psiquiátricos y psicofarmacológicos, lo que les permite una notable evolución en su proceso de curación.

El Hospital de Día de droga-dependientes ha sido creado para atender tan severo problema psicopatológico y socio-familiar, conformándose así una parte de la red que permite cubrir las necesidades del paciente, su familia y su entorno.

Las Terapias Expresivas, en general y la Musicoterapia, en particular, también encuentran un espacio para la atención de pacientes en los que es necesario apelar a los recursos que ofrece un abordaje terapéutico realizado a través del propio cuerpo, los sonidos, la música y las distintas expresiones plásticas y artesanales.

La docencia y la investigación ocupan un lugar de importancia y es realizada como actividad permanente por cada uno de los equipos. Una comisión es la responsable de organizar, difundir y asesorar sobre estos temas.

La Asociación de Profesionales es la principal encargada de colaborar con el desarrollo de las estructuras de funcionamiento del Centro y de representar a nuestros terapeutas rentados y concurrentes ante las distintas instancias municipales.

Un Comité de Ética elegido democráticamente tiene la tarea de opinar y asesorar acerca de los problemas que en este aspecto puedan surgir en el cumplimiento del ejercicio profesional.

La Asociación Cooperadora provee, a través de los recursos obtenidos por bonos contribución, festivales, donaciones, etc., el dinero necesario para cubrir importantes gastos de mantenimiento así como para la provisión de los materiales e insumos necesarios para el funcionamiento cotidiano.

Cada equipo de profesionales tiene uno o dos coordinadores responsables que forman parte integrante de la instancia denominada Reunión de Coordinadores, cuya función es la de intercambiar información acerca del funcionamiento de cada grupo y colaborar con la Jefatura en las tareas de dirección y toma de decisiones.

Existen además convenios con la Universidad de Buenos Aires y otras universidades públicas y privadas para realizar cursos, seminarios y pasantías en los que se puede demostrar la capacidad de transmisión de la experiencia realizada a través de los programas desarrollados por sus profesionales docentes responsables.

Todas estas tareas se realizan en un edificio propio que consta de dos plantas y dispone de varios consultorios, salones e infraestructura de espacios libres.

Actualmente 200 profesionales conforman los Equipos reconocidos que son:

- Adolescentes
- Adultos Mañana
- Adultos Tarde
- Adultos Mayores
- Hospital de Día de Adultos
- Hospital de Día Infantil
- Hospital de Día para Droga-dependientes
- Niños
- Orientación Vocacional
- Pareja y Familia (Psicoanalíticos)
- Pareja y Familia (Sistémicos)
- Prevención y Promoción de la Salud
- Psicopedagogía
- Psicosomática

- Sexualidad y Consultoría S.I.D.A.
- Terapias Expresivas

Estos Equipos cubren las especialidades de Psiquiatría, Psicología, Psicoanálisis, Psicofarmacología, Terapia Ocupacional, Musicoterapia, Terapia Psicomotriz, Expresión Corporal, Fonoaudiología y Tareas Terapéuticas de Recreación, Teatro, Taller Literario, Plástica, Taller de Radio, Música, etc.

Avanzando en esta descripción, nada mejor que la palabra de quien fue su Jefe hasta hace poco tiempo (hoy Jefe Honorario) y por quien siento un profundo respeto y afecto. Su visión está realizada desde alguien comprometido con su institución más allá de los reconocimientos jerárquico-administrativos.

Esta posición le permite reflejar claramente el funcionamiento y la misión que un Centro de Salud Mental cumple para con su comunidad.

> *"Desde su fundación, el 15 de abril de 1968, el Centro de Salud Mental y Acción Comunitaria N°1 sostuvo un criterio de institución abierta durante todo el horario diurno para la asistencia de la demanda espontánea y la que provocaban los programas de Prevención, a diferencia de los Servicios de Psicopatología de los hospitales, que dependían tanto de los horarios habituales de los consultorios externos, como de la población internada en los mismos.*
>
> *La organización de los Consultorios Externos por edades permitía abarcar los períodos etarios sujetos a las posibilidades de la consulta y de la oferta terapéutica. La existencia de un Hospital de Día, implicaba un ensayo sugestivo de la posibilidad de aplicar técnicas contemporáneas para otros abordajes de la patología psicótica y neurótica grave. Los programas de Prevención permitían un acercamiento mayor a situaciones de crisis, a crear Agentes de Salud Mental entre las personas de la sociedad en las cuales se encontraban los pacientes, o eran vecinos de los episodios mencionados. Fue así como se "aggiornaron" las posturas teóricas del psicoanálisis al colocarlas en una institución pública gratuita, donde se rompía el encuadre, se modificaba la transferencia, se planteaban objetivos y se manipulaban los tiempos.*
>
> *Junto con la Sala 18 de Psicopatología y Salud Mental, con 25 camas de internación (mixta), que funcionaba en el Hospital Ignacio Pirovano, el Centro N°1 formaba la División Psicopatología y Salud Mental, dependiente de los programas que en el Departamento de Salud Mental de la Secretaría de Salud se iban poniendo en práctica. Este proyecto se fue ampliando e integrando a la actividad psiquiátrica de las instituciones*

públicas de la Capital, con una extensión a otros ámbitos gracias a la gestión del Dr. Hugo Rosarios, a su creatividad e imaginación, y a los profesionales que se adscribieron a él y a su propuesta.

Ese mismo proyecto fue interrumpido por la NOCHE Y NIEBLA de la dictadura militar, que disolvió y exilió a quienes creíamos en esa posibilidad de cambio en la asistencia, con el inicio de una tímida desmanicomialización, prohibió las supervisiones y reuniones de equipos, también la psicoterapia grupal y el aprendizaje programado y aisló a los profesionales.

Cuando se reinstaló la democracia política en el país, intentamos reconstruir el proyecto original. Pudimos transitar un camino de crecimiento y de madurez. El respeto por las personas, la aceptación de las diferentes ideologías terapéuticas y la confección de programas de acción, fueron las bases del nuevo lanzamiento y de su actual funcionamiento.

El compromiso con la institución es uno de los pilares del postulado democrático que la sostiene. Esa es la verdadera jerarquización ya que no consideramos herejes a quienes "no hacen lo que yo hago". Así podemos resguardar al conjunto del riesgo que alguien se arrogue la verdad absoluta. Esto atenta contra la posibilidad que el trabajo se transmita. Cuando se hegemoniza, se resiente el aprendizaje y se pierden de vista los objetivos de la tarea. Podemos aceptar que cuando el paciente consulta en nuestro Hospital Público, su demanda tiene un agregado sutil que es su entrega, su humildad, su ubicación en la escala social o en la de sus fracasos. Todo ello lo hace más débil y más dependiente de nosotros, y por lo tanto nos obliga también a un agregado sutil que trasciende nuestra teoría, nuestro conocimiento o nuestra técnica. Nosotros nos adscribimos a una manera de pensar la clínica y la enfermedad, para entenderla e intentar curarla. Y también aprehender los otros caminos existentes para lograr lo mismo. "A veces rodear es también una manera de llegar".

El paciente de una institución pública sufre por su patología, por la espera, por el anonimato, por las deficiencias del sistema, por los sitios donde es atendido, por las pocas sillas, los escritorios rotos, el poco espacio, la ausencia de intimidad, los consultorios itinerantes, etc.

El Centro era una de las partes del Programa de Salud Mental de la Ciudad de Buenos Aires que estaba incluido en el Plan de Salud de la misma, en 1967. Se aplicó una idea del Dr. Mauricio Goldemberg, que inicialmente había sido experimentada en pequeño en el Hospital de Lanús.

Se crearon cuatro Centros y se instauraron cuatro salas de internación en los hospitales Álvarez, Alvear, Piñero y Pirovano. Por primera vez fuera de los Hospicios Nacionales. Se inició un programa de Residencias Psiquiátricas de tres años de duración, con profesores invitados de las Asociaciones Profesionales y de la Psicoanalítica. Se planificó la Prevención y

Protección de la Salud Mental en la comunidad, donde este Centro fue el que mayor tarea efectuó en ese rubro, saliendo al encuentro de las patologías ocultas o que no aparecían en la demanda espontánea en los consultorios externos de los servicios.

Comenzó una inclusión casi masiva de profesionales del área "psi" en forma honoraria para su formación en la clínica, en una transmisión del conocimiento en concomitancia con las instituciones universitarias o de formación docente. Se participaba en las diversas áreas de los servicios asistenciales de los hospitales, creando conciencia en los profesionales médicos sobre la incidencia del aparato psíquico en las patologías habituales de sus tareas.

En el Centro N°1 se efectuaron aplicaciones de técnicas contemporáneas, provenientes de lecturas, de experiencias personales, de conferencias de invitados extranjeros de la creatividad y de la imaginación, para sostenerse frente a la demanda inusitada que 'se' despertó al aparecer este tipo de ofertas. Así se utilizó un aforismo inventado para las circunstancias por el Dr. Rosarios: "todo paciente es agrupable mientras no se demuestre lo contrario". Y se comenzó con la asistencia de los pacientes en forma individual y en forma grupal, según las patologías que se presentaban, derivando a nuestro Hospital de Día aquellas neurosis graves y psicosis que aparecían y que eran beneficiadas con la continuidad de la convivencia familiar, a veces con la posibilidad de continuar con sus tareas o sus estudios.

También se hizo una vinculación con instituciones educativas, fábricas, clubes, etc., donde aparecían problemas o situaciones que requerían un diagnóstico institucional, en cuyos lugares nuestros profesionales actuaban para disminuir las tensiones, encarrilar las ideas de asociación, eliminar crisis, etc. Estos programas de Prevención también tenían acciones puntuales o planes dedicados y que todavía funcionan en la actualidad: deserción escolar, embarazo adolescente, adicciones, violencia familiar, familias monoparentales, etc.

Al principio del siglo, el psiquiatra era tan prisionero como sus pacientes de la institución asilar que los envolvía y hoy tenemos las puertas abiertas y las diversidades de opciones; pero la síntesis es que hay un sujeto que padece y viene a pedir nuestra ayuda. Nosotros tenemos el compromiso ético de brindársela.

Los cambios en los fenómenos sociales, económicos y políticos de estas décadas del final del siglo, son bastante importantes como para que sea necesario darles un lugar en la comprensión de la patología y en la manera de tratarla. La quiebra de los ideales de solidaridad y de participación, y también el recrudecimiento de los nacionalismos racistas, y aun el desarrollo de la tecnología no mejoraron las condiciones de vida del hombre, que siempre sueña con un futuro mejor.

El paciente viene para ser escuchado y jerarquiza la institución pública que no es vista como un ente. Sus profesionales son valorados por él. La transferencia está presente hacia la institución y hacia quienes trabajan con ella, que son capaces de producir, de crear estilos de trabajo, de coexistir con otras modalidades y de no depender de cuestiones meramente personales sino de dar cabida a un "orden institucional" que lo propicia.

Hay dos niveles de demanda predominantes: las que provienen de las instancias superiores de la Salud y las de la comunidad. Es necesaria una relación armónica entre ambas ya que ambas exigen resultados rápidos y prontas restituciones. Los profesionales tienden a sobrecompensar los déficit de las instituciones y por ello se observan respuestas disociadas e individuales que desvirtúan los tiempos del procesamiento psíquico, el trabajo de elaboración y la capacidad reflexiva.

Ratifiquemos la historia, ya que uno de los signos de los tiempos actuales es tratar de estar en un presente continuo con el borramiento del pasado. La represión de la dictadura promovió la deshistorizacion y el borramiento de aspectos significativos del pasado. Realimentémonos en nuestra experiencia anterior y ratifiquemos los logros para no perder la identidad. Este Centro tiene una rica y apasionante historia en la Salud Mental. Su creación y su creatividad en los tiempos iniciales y ahora con sus nuevas instancias con el componente de la juventud de sus actuales integrantes, y también la fuerza de sus deseos, nos permiten inferir que marchamos en una adecuada dirección.

Dr. Marcos Weinstein

7.2 El Malestar en las Instituciones

La preservación de la memoria de lo acontecido en las últimas tres décadas en nuestro país y en la Salud Mental, en particular, no debe utilizarse como excusa para justificar la desatención de los nuevos proyectos.

Tomando en cuenta lo enunciado expondré lo que considero son los factores que fundamentan su título; trataré de relacionar críticamente la historia con nuestro presente y a este enlace incorporar las propuestas que pueden transformar un malestar, de una queja en una tarea, un proyecto, un objetivo.

"*Tanto el Departamento de Salud Mental como el Centro eran instituciones al servicio de un proyecto instituyente, transformador, y no al servicio de una autopreservación burocrática. Lo que yo suelo percibir muchas veces en las instituciones es que la finalidad última, y a veces única, es la preservación de la propia institución. Esto no es lo que pasaba ni en el Departamento de Salud Mental, que por definición su meta era crear otras instituciones, ni tampoco en el Centro de Salud Mental, cuyo horizonte fue siempre la existencia de otro Centro de Salud Mental."*

Dr. Luis Horstein
A cargo del Equipo de Protección y Promoción
en la Comunidad en 1970. (Centro Uno)

1976 marcó el comienzo del desmantelamiento de este programa con las órdenes de disolución de todos los equipos en funcionamiento, la prohibición absoluta del derecho de reunión, la supresión de las tareas docentes en todas sus formas (supervisiones, ateneos, cursos, etc.) y las cesantías y renuncias forzadas de la mayoría de los profesionales que aún permanecían en sus puestos.

La pérdida de partidas, el trato inadecuado, las persecuciones, el hostigamiento, la falta de cuidado hacia los profesionales, la falta de promoción de la investigación, la restricción de las concurrencias, el desconocimiento de las formas de abordaje terapéutico y de las modalidades de atención, la aceptación de nombramientos de personal ajeno al ordenamiento interno de la institución, etc., etc., fueron las características principales que definieron ese momento de devastación. El deterioro y el aislamiento institucional fue así promovido y ejecutado desde el autoritarismo imperante y, de alguna manera, los efectos de esa modalidad de relación aún perduran.

Pese a estas circunstancias, la actividad, lejos de quedar paralizada, paulatinamente es rearmada, ya desde 1980, en su capacidad de atención a la comunidad. Los Servicios vuelven a integrarse y a cubrir gradualmente las demandas de la población que consulta, y también, con las salidas al barrio, se realizan actividades de Prevención y Promoción de la Salud.

Por ese entonces, los signos de reactivación ya eran cada vez más evidentes en temas tales como la normatización de la asistencia, la detección de áreas de alto riesgo, la capacitación de los profesionales en la formación de equipos interdisciplinarios, la extensión del horario de atención de 8 a 20 hs., la centralización de las actividades de docencia (Supervisiones, Reuniones de Equipo, Ateneos), la constitución de Asociaciones de Profesionales, el propiciar el ingreso de nuevos concurrentes, el registro de las prestaciones, la creación de equipos específicos de Prevención, la elaboración y discusión de los criterios y modalidades de admisión de los pacientes, etc.

Tomando en cuenta que, a partir de esa época y hasta la actualidad, esta idea de la tarea de intercambio permanente entre el Servicio de Psicopatología del Hospital Base y el Centro de Salud Mental efector dejó de llevarse a cabo y la fractura entre ambas instituciones se afianzó cada vez más a lo largo de este prolongado período, podemos inferir que la existencia de Centros y Servicios de Psicopatología dependió, no ya de un lugar abstracto en aquel organigrama originario, sino del desarrollo forzoso que solo significó abandono, en cuanto a los recursos humanos y económicos, y trabas burocráticas en el desarrollo y la ejecución de nuevos proyectos.

La Atención en Salud Mental - Presente y Futuro

Para diseñar un futuro para la atención en Salud Mental es indispensable contrarrestar la inercia que han logrado imponer tantos años de abandono por parte de las sucesivas autoridades. De nada sirve un proyecto, que pretenda atender psicológicamente a una población, si no se sustenta en un Plan abarcativo que provea los recursos necesarios para su implementación y esté elaborado, principalmente, por los profesionales que han estado ejerciendo, aún en condiciones desventajosas, la práctica clínica cotidiana en los pocos servicios especializados que todavía cuentan con capacidad operativa.

Es necesario, como paso previo, la realización de un trabajo hacia adentro que contribuya a fortalecer las instancias de administración y dirección y promueva la valoración de la investigación y el trabajo interdisciplinario en cada institución.

Pero este trabajo no puede ni debe limitarse sólo a los aspectos técnico/estructurales y formales y mucho menos desconocer, como los trabajos de re-ingeniería empresaria postulan desde el marketing, el valor de lo realizado aun con las limitaciones y precariedades ya expresadas.

La despersonalización es lo más grave que puede sucederle a una institución de salud mental y esto se manifiesta cuando la singularidad de una historia es avasallada, como en la de una persona, con un discurso único en el que se delegan todas las responsabilidades.

Se ha puesto de moda últimamente en los grupos de poder la estrategia por la cual ante un proyecto totalmente acabado en vez de presentarlo como tal se lo mantiene tras bambalinas mientras se convoca a personas y sectores representativos para obtener el mínimo consenso necesario para que el "proceso de discusión" no pueda dejar de ser considerado como "democrático".

Ésta, como muchísimas otras modas y manipulaciones que nos han marcado a lo largo de estos años, son el obstáculo más importante a resolver pues, más tarde o más temprano, generan malestar, desaliento, desgaste e imposibilidad de sentir pertenencia a la institución.

La pertenencia es un aspecto esencial a tener en cuenta. Nada puede generar mayor pasión y dedicación que aquello a lo que se siente perteneciente pues representa valores u objetivos con los que uno se identifica. Estos valores y objetivos básicos tienen que ser claros, explícitos y compartidos en líneas generales. Una institución que no puede hacer prevalecer estos conceptos permanece dispersa y vapuleada por los intereses personales de quienes se dicen sus integrantes y por las estructuras externas de poder.

Es por todos conocido que los intereses personales o los de algunos sectores han prevalecido y prevalecen no sólo en nuestro Centro sino en el país todo, pero esta característica no debe concentrar toda nuestra energía ni nuestra atención.

Frente al Malestar: Inquietudes, interrogantes y propuestas:

Temas a reflexionar:

- ¿Dónde pretendemos estar en el 2008?
- ¿Cuáles son los objetivos principales de cada institución de salud mental?
- ¿Qué hacemos bien?
- ¿Cuál es nuestro grado de compromiso para hacerlo?

Se necesitan la voluntad política y la decisión, más allá de las estructuras jerárquicas, para lograr fortalecer el Área de Salud Mental puesto que es evidente el incremento de la demanda de atención y la dispersión y confusión que las autoridades de turno logran generar en los servicios y centros especializados.

En la Argentina, los funcionarios y políticos, preocupados por sus intereses personales, no han asumido aún la tarea de promover, sostener y reconocer a los profesionales y técnicos que asisten a la población; por lo tanto esta actitud se convierte en un modelo que impulsa las siguientes respuestas posibles entre el personal:

1. Un sector que se mimetiza plenamente con esta actitud y utiliza la institución solo en los momentos y situaciones en que ésta puede servir a sus intereses personales y profesionales (por supuesto que estos no son explicitados).
2. Otro sector que reacciona ante esta falta de apoyo y reconocimiento limitando al máximo sus aportes y justificando su actitud en la injusta retribución obtenida desde la institución.
3. También encontramos la respuesta de quienes concurren a la institución y cumplen al pie de la letra todas la funciones y

horarios para los que fue contratado sin agregar ningún otro compromiso institucional.

4. Hay quienes, además de cumplir con sus obligaciones, colaboran con la organización y el mantenimiento de la institución a veces por una actitud personal solidaria y otras por conciencia de la orfandad mencionada al principio.

5. Por último, están los que asumen conscientemente que pertenecer a una institución pública exige una responsabilidad tal para con la comunidad que no admite ser confundida ni equiparada con ninguna otra función de la actividad privada (a estas personas aún no se las encuentra muy a menudo en las instituciones).

Con dificultad y no en las mejores condiciones continuamos trabajando, a veces sin mucha conciencia de la importancia que siguen teniendo los Centros de Salud Mental, los Servicios de Psicopatología, los Hospitales Especializados, etc., en cuanto a que la continuidad de un Plan de Salud Mental para la Ciudad Autónoma de Buenos Aires no se vea obstaculizada por los recambios políticos o los intereses personales de los funcionarios.

Si logramos hacernos cargo, cada Institución de Salud Mental puede constituirse en uno de los modelos que permita re-iniciar una historia varias veces interrumpida e impulsar, desde la propia experiencia, la estructuración de un nuevo Plan de Salud Mental que, a su vez, propicie una mejor cobertura de las principales áreas que componen a la Ciudad Autónoma de Buenos Aires.

Estas son algunas reflexiones que podrían ayudar a la comprensión y al planeamiento de los proyectos institucionales futuros:

- Es indispensable que la organización, luego de ese breve e intenso período de introspección más arriba mencionado, dirija definidamente su mirada hacia afuera, hacia las necesidades de la comunidad.
- El objetivo de la institución es a largo plazo pero las acciones son siempre a corto plazo y deben estar determinadas por su relación directa con el cumplimiento de aquél y de los resultados obtenidos.
- Cualquier proyecto que plantee decisiones de gran importancia no puede ser aplicado inmediatamente en todo el sistema, salteando una necesaria etapa de prueba piloto que permita

realizar una evaluación de su utilidad y eficacia para resolver la situación en cuestión.

- El disenso y la tolerancia a la multiplicidad de puntos de vista es imprescindible para determinar el grado de eficacia de las decisiones. Las diferencias entre las personas que no simpatizan entre sí no debe impedir que puedan trabajar juntas. "Cuando hay un disenso en una organización, nunca debemos preguntar quién tiene razón, ni siquiera cuál es la opinión correcta. Debemos suponer que cada parte da la respuesta correcta a una pregunta diferente; cada una ve una realidad distinta".(Mary P. Follet)
- La organización institucional debe estructurarse alrededor de la información y la comunicación y no basadas en las jerarquías y las tramas burocráticas innecesarias.
- "*Nosotros representamos a una institución mayor. Lo que hacemos o no hacemos, y cómo lo hacemos, es visto por todos nuestros grupos de interesados como los actos, las normas y la personalidad de toda la organización*". (Peter F. Drucker)

"*En lo esencial, unidad; en la acción, libertad, y en todas las cosas, confianza*".
(Aristóteles)

7.3 El equipo terapéutico

Para poder hablar de un equipo, éste debe haberse constituido previamente como Grupo de Trabajo, grupo cuya tarea principal es asistir, directa o indirectamente, a otros grupos en las distintas instancias del tratamiento.

Un equipo plantea a sus integrantes la condición de asumir roles específicos, en relación con su formación profesional, articulados con un organigrama de tareas.

La modalidad de funcionamiento de un equipo tiene efectos para sus propios integrantes y también para los pacientes que trata. Estos efectos son, por una parte, pertinentes respecto del objetivo asistencial manifiesto; por otra parte reflejan en sus acciones el estado de la situación relacional interna; un tercer aspecto a tener en cuenta es el grado de incidencia de la problemática del equipo en los tratamientos de los pacientes.

Esto que en los tratamientos nos habla de aspectos transferenciales del terapeuta, y del "dominio que éste pueda ejercer sobre ellos, se reproduce y complejiza aún más cuando de quien se trata es de un grupo de trabajo asistiendo a un grupo de pacientes, individual o grupalmente, todos inmersos en un ámbito Institucional.

Cada musicoterapeuta quedará situado en la "bisagra" que articula estas instancias; a través de él circulará, con mayor o menor fluidez, la información en uno y otro sentido. Será responsable por su tarea profesional específica y también de la representación del equipo.

Otro desafío que se presenta para el musicoterapeuta es la creación de un Equipo de Musicoterapia pues, hasta hace relativamente poco tiempo, esta idea no se encontraba dentro de los fundamentos de su ejercicio profesional quedando ubicada como dependiente de un equipo interdisciplinario que la avalara.

La realidad y la demanda actual modifican rápidamente esta situación requiriendo la conformación de equipos de trabajo de específico abordaje musicoterapéutico, donde la diversidad aparece en las distintas especialidades y franjas etarias a las que se atiende.

Gobierno de la Ciudad de Buenos Aires
Secretaría de Salud
Centro de Salud Mental y Acción Comunitaria No. 1
Jefe Dr. Ricardo Cernich
Manuela Pedraza 1558 Teléfonos 702-7489 / 9657 / 7817

Equipo de Terapias Expresivas

Coordinación
MT. Rubén Gallardo

Dirección y Supervisión Médica
Dra. Ana Ballesteros

Terapia Ocupacional
TO. Ana Fattet

Colaboración Inter-Equipo
Lic. Héctor Serrano
Lic. Mónica Hamra

Concurrente
Lic. Alicia Giménez

Año 1998

1. Promoción: Ludoteca para Niños y Padres

"Los niños y sus papás pueden venir a jugar al Centro". Espacio de juego para la Promoción de la Salud Mental a través del intercambio lúdico entre padres e hijos en salas de: Juegos Corporales, Música y Sonido, Juguetes y Juegos de Mesa, Actividades Plásticas, etc.

La actividad motriz espontánea

El derecho de los niños a jugar en las grandes ciudades es un tema de fundamental importancia que nosotros, los adultos, abordamos tantas veces sólo desde una perspectiva que incluye poco los deseos y las necesidades de quienes son sus principales protagonistas: los niños.

La cantidad de espacios que condicionan, modelan, obligan, reglamentan, ordenan, etc., etc. la actividad motriz espontánea, hace que el juego pierda uno de sus elementos más preciados: el de ser una vía para la expresión de su mundo interior y medio de interpelación con los objetos y los otros.

Se pierde porque, en la necesidad de contención que tiene el niño, el adulto encuentra el espacio propicio para desplegar su deseo de dominación.

La competencia, la destreza y el entretenimiento deben tener un lugar en la actividad lúdica, pero también debe existir un espacio de libertad que promueva la producción creativa personal.

La iniciativa dejada al niño es una condición indispensable para que éste pueda, gradualmente, ganar confianza en sus propuestas y manifestaciones, ya que su habitual posición de dependencia frente al adulto conspira, inicialmente, contra esta posibilidad.

Para ello es necesario, entonces, contar con un espacio adecuado que permita encuentros, escenas, intercambios, acuerdos, rechazos, amor, agresión, pasión, aceptación, etc., modalidades que son propias del mundo de las relaciones interpersonales.

La permisividad, la contención, la observación no intrusiva, la disponibilidad, el cuidado y la valoración de la producción del niño, son los elementos que el adulto debe poner "en juego" para establecer una relación de persona a persona.

De este modo, la espontaneidad va haciendo lugar a la autenticidad de las acciones y llevándolas, en consecuencia, a un plano de mayor nivel de compromiso afectivo.

Esta conexión afectiva más auténtica permite que la producción lúdica encuentre un alto nivel de creatividad, de calidad en la relación con los otros y una mejor elaboración de sus contenidos.

Juego y consumo

Otro aspecto que quisiera tratar aquí es el del elemento consumista promovido a través de los medios de difusión masiva y de los espacios comunitarios en donde se manifiesta.

La seducción televisiva y la proliferación del video-juego como casi únicas formas de contacto con el acto de jugar, son estimuladas deliberadamente para iniciar a los niños en una cultura publicitaria donde el contenido está en función del negocio potencial.

En primer término, el tiempo que "consumen" (aproximadamente tres horas diarias como promedio) hace que, prácticamente, no existan espacios equivalentes para otros juegos.

Si consideramos, además, la asistencia, con distintos grados de obligatoriedad, a las actividades extra-escolares que también son promocionadas como "indispensables" para completar la formación educativa, nos encontramos ante un panorama que solo deja alguna brecha durante los fines de semana para el juego propiamente dicho.

Así como al principio planteé el juego espontáneo como gradual ganancia de confianza, en este caso el niño debe hacer un esfuerzo para sobreponerse al bombardeo de propuestas tentadoras que le impiden determinar a qué quiere jugar realmente.

Volvemos, en consecuencia, a encontrar una carencia de espacios y de tiempos, en este caso ocupados por maniobras distractoras de los aspectos lúdicos que aquí queremos destacar. El consumo no es una modalidad de relación que pueda dar respuesta a las necesidades que están por fuera del campo de lo puramente económico.

El espacio para consumir no es el mismo que el espacio para jugar y el tiempo para consumir no es el mismo que el tiempo para jugar, aunque nos quieran hacer creer lo contrario, y ambos deben diferenciarse y valorarse en su justa medida.

De esta manera podremos despejar otro aspecto en el camino para entender cuál es el campo que estamos tratando de definir, campo que está determinado por los deseos y necesidades del niño pero también por el tipo de propuestas, promotoras u obturadoras, que encuentre en el exterior.

Esta es una tarea indelegable pues en el otro campo, el comercial, los estudios e investigaciones se realizan con técnicas y procedimientos muy sofisticados que tienen por objetivo además, de vender el producto, ocultar o enmascarar sus fines comerciales.

Existen otros intercambios posibles además de los comerciales y ni las empresas ni las personas debemos confundirlos si queremos "jugar limpio".

El adulto y el juego

El adulto vive el juego, en general, como algo que pertenece al mundo infantil y al que, con el crecimiento, es conveniente abandonar o transformar en modos de producción más adecuados a las demandas de la sociedad.

Esto, que en un sentido es aceptable, deja de lado otros aspectos como, por ejemplo, el interrogante de saber si continúa siendo necesario para el adulto mantener una actitud lúdica durante el transcurso de su vida o si esto puede significarle quedar en inferioridad de condiciones frente a actitudes más enroladas en el marco de la competitividad.

Jugar es una forma de exponerse ante el otro; un mostrarse de una manera menos defendida que puede permitirle a ese otro el control de la relación. Los niños le temen menos a esta situación y se expresan, por tanto, con más soltura.

Cuando el trabajo pierde su carácter lúdico, el adulto deja de jugar y todo se vuelve previsible y ajeno. Son los niños, muchas veces, los encargados de reclamarle, por medio de sus demandas, un cambio de posición.

Es como si la palabra juego hubiera quedado reducida en cuanto a su significación y el término solo aludiera a las apuestas y juegos de azar o a los deportes.

El adulto, para poder jugar en otro sentido, debe producir una desalienación de su cuerpo del personaje social al que habitualmente se halla sometido. Lo mismo sucede a nivel del lenguaje donde las palabras expresan solo el campo de lo intelectualizado pero dicen poco del contenido afectivo.

Es en la relación de juego con los niños donde se manifiestan más sus dificultades no pudiendo esperar la iniciativa de aquellos ni adecuar sus intervenciones de manera de no invadir con sus propios deseos el centro de la escena.

El temor a perder este "personaje social", a veces logrado con muchos sacrificios, hace que la tarea de jugar sea el resultado de un despojarse progresivamente de este "ropaje" para permitir una relación más de "persona a persona".

Ambos, personaje y persona, pueden y deben encontrar sus espacios de expresión y evolución sin excluirse, para posibilitar un juego más auténtico.

El juego en la promoción de la salud mental

Si consideramos la existencia de factores constitutivos que nos inducen a la autoconservación, a la actividad gregaria, a la reproducción y, por último, a la desintegración, podemos inferir que sus representaciones en el plano psíquico aparecen expresadas, en lo manifiesto, como modos relacionales ligados a la sexualidad, el poder, la agresión, la contención, el amor, la dominación, la fusión o la identidad, etc., etc.

El niño, más directamente, y el adulto, con más desconfianza, encuentran en los espacios de juego un escenario posible donde dramatizar estos modos relacionales, visualizarlos, mostrarlos y también registrar los de los otros.

Para esta tarea se cuenta, además, con un elemento esencial: los objetos. La importancia de los objetos reside en que pueden ser investidos, manipulados, transformados, etc. y, de esta manera, quedar disponibles para los deseos y necesidades de quienes los utilicen.

Otra característica, también conocida, es la de servir como intermediarios de la relación y facilitadores del contacto corporal con los otros.

Este contacto, que se establece a través del juego, promueve relaciones interpersonales tanto entre quienes se conocen como con aquellos que tienen su primer encuentro.

Suele suceder que este desconocimiento del otro no solo se manifieste entre nuevas personas sino que sea necesario re-conocer a quienes están más cerca. En el juego entre padres e hijos es habitual que suceda esto aunque no son muchas las oportunidades en que se pueda realizar esta recreación.

Promover la salud mental a través de los espacios de juego es la acción de crear condiciones adecuadas y ofertarlas para que sean utilizadas con la mayor libertad posible.

Desde nuestra propuesta llamamos condiciones adecuadas a aquellas que contemplen:

- La conciencia y el cuidado del propio cuerpo
- La promoción de las relaciones interpersonales
- La estimulación del juego entre padres e hijos
- La integración del niño discapacitado
- El desarrollo de la capacidad creativa en la producción

"Los niños y sus papás pueden venir a jugar al centro" un modelo de ludoteca posible

Hacia mediados de 1993 con la T.O. Ana Fattet iniciamos una experiencia en el Centro de Salud Mental y Acción Comunitaria No. 1 que consistió en abrir un espacio de juego para los niños y sus papás.

Diseñamos el lugar en base a la estructura edilicia con que contábamos y fue así que el comedor paso a ser salón de juegos corporales, la sala de espera taller de plástica y espacio para juegos de mesa y juguetes y uno de los consultorios sala de música y sonido.

Los objetos, instrumentos, juegos y juguetes necesarios para la actividad fueron provistos, en parte, por el Equipo de Terapias Expresivas a través de los materiales usados en las actividades de Musicoterapia, Terapia Psicomotriz y Terapia Ocupacional.

El resto de los materiales ha sido donado por pacientes, vecinos, terapeutas de otros equipos, escuelas, etc. lo que nos permitió en poco tiempo un equipamiento acorde con las necesidades operativas.

La puesta en marcha y funcionamiento requiere de un armado y acondicionamiento previo del lugar que consiste en el despliegue de las alfombras en los lugares de juego corporal y juguetes, la oferta de un mínimo de objetos en cada espacio (que luego se completarán de acuerdo con las demandas de los niños), la disponibilidad corporal de los coordinadores ante las solicitudes de niños y padres y el cuidado y prevención ante posibles accidentes.

Los juegos se desarrollan libremente, sin consignas y solo limitados por los espacios y el tiempo de duración de la actividad (de 10 a 13 hs.) .

Es una tarea que requiere de una difusión permanente pues no es habitual que la gente concurra a un centro de salud si no es por una consulta o para realizar algún tratamiento.

Un aspecto no previsto por nosotros fue el de la demanda de orientación formulada por algunos padres ante dificultades observadas en relación a ellos mismos o sus hijos.

Así pensamos que el espacio podía ser también de detección precoz de patología pero solo para tener en cuenta ante la aparición de una demanda explícita o situación de gravedad extrema.

Por último, queremos destacar que este modelo de estructura permite flexibilidad para la adaptación a diferentes espacios y organizaciones, de acuerdo con las posibilidades y características de cada lugar. En este sentido hemos comenzado a realizar una experiencia extra-mural en un comedor comunitario de la zona, donde las madres con sus hijos concurren a comer todos los mediodías, y en el cual se desarrolla parte de la actividad lúdica propuesta.

La promoción de la salud, en general, y la de la salud mental, en particular, es de vital importancia para tener en cuenta en la confección de los programas y planes de salud.

La creación de espacios de juego comunitarios contribuye a mejorar las condiciones de vida de la población, desarrollando modalidades relacionales más saludables.

Esperamos también que esta experiencia que estamos realizando sirva de incentivo a otras que, sabemos, ya están en aplicación así como para las que aún estén en proyecto.

2. Asistencia: Niños y Adultos con trastornos en las relaciones y la comunicación

Programa de atención al niño gravemente perturbado y su familia

Este programa responde a una inquietud y preocupación que tenemos desde hace tiempo acerca del tratamiento de patologías que se manifiestan en los primeros momentos de la vida y que, si bien su incidencia no es alarmante, afecta en un porcentaje más que significativo a nuestra población infantil.

Nuestro objetivo es desarrollar en el Centro un modelo de atención que ayude a prevenir la marginación que frente a la enfermedad grave, y en especial la enfermedad mental, se produce en nuestra sociedad.

Comprendemos, por ser profesionales de la salud mental infantil, que el abordaje y tratamiento del niño autista o con síntomas y manifestaciones psicóticas es por demás dificultoso y prolongado, pero no obstante ello estamos aplicando una terapéutica basada en la creación de espacios de contención para el niño y su familia manteniendo permanentes reuniones conjuntas e individuales (es decir con cada familia) y abordando al niño no solamente desde el lugar de la palabra hablada (pues esta muchas veces no está al servicio de la comunicación) sino a través de los objetos, la acción, el cuerpo, el contacto, los gestos y la expresión sonora y musical.

Este programa incluye también como propuesta la incorporación paulatina del niño a la escuela común, para así promover la convivencia con los niños sanos. Considerando que nadie está exento de enfermar alguna vez del cuerpo y/o del alma, gran parte de la problemática de estos niños, más allá de la enfermedad en sí misma, es la respuesta de su entorno familiar y social.

Estamos atendiendo a una población infantil, que presente un cuadro diagnóstico de psicosis o perturbaciones graves en la relación y la comunicación.

El tratamiento incluye al grupo familiar y posee un alcance que llega a los miembros de la comunidad que tengan posibilidad de concurrir con sus niños hasta el Centro Uno cuya área de influencia abarca las zonas de Núñez, Saavedra y Partido de Vicente López.

Teniendo en cuenta las modalidades particulares de estas patologías, se hace necesario contar con profesionales de distintas áreas de la salud y espacios aptos para las actividades motrices y la utilización de instrumentos musicales y objetos sonoros como elementos de la intermediación lúdica.

3. Rehabilitación: Talleres Terapéuticos para Adolescentes y Adultos

Espacios grupales para pacientes psicóticos y neuróticos graves. Tratamiento indicado como complementario de los procesos de post alta de Hospitales de Día o Internación.

Fundamentacion: La necesidad de crear espacios de contención, de rehabilitación y que promuevan la reinserción social de un gran número de pacientes en riesgo de cronificación de su enfermedad, de re-internaciones o de peregrinación por los distintos servicios de psicopatología, ha sido comprobada a lo largo de mi experiencia de 18 años en el tratamiento de pacientes con neurosis graves o psicosis. Esta realidad impulsa a implementar dispositivos cada vez más sofisticados y "costosos", tanto en recursos económicos como humanos, que podrían simplificarse y funcionar con mayor eficiencia si los sistemas de derivación contaran con estos espacios intermediarios entre la intensidad de una terapia aplicada varias veces por semana y la orfandad de un "alta" circunstancial o administrativa.

Población: Adolescentes y adultos jóvenes con dificultades en la inserción familiar y social como consecuencia de secuelas provocadas por patologías del orden de las neurosis graves y las psicosis.

Abordaje: Se realiza en forma individual y grupal desde la Musicoterapia Analítica, la Terapia Ocupacional, la Terapia Psicomotriz Relacional y en espacios de reflexión verbal. Con control psiquiátrico y psicofarmacológico cuando es indicado.

Programa Hospital de Día para Adolescentes:

Proyecto en ejecución aprobado por la Jefatura del Centro Uno y elevado a la Dirección del Hospital I. Pirovano y el Área Programática.

Descripción de las instancias y actividades

Admisión:
Primeras entrevistas para determinar lo adecuado de la indicación y las posibilidades de ingreso al tratamiento, o la derivación correspondiente.

Derivación:
El paciente que no es admitido es derivado para su atención a través de la interconsulta con profesionales de otros equipos de la institución.

Grupo de Ingreso:
Durante el primer mes el paciente admitido concurre los tres días sólo en el horario de la merienda (17 a 18 hs.) como forma de adaptación.

Evaluaciones Diagnósticas:
Se efectúa el diagnóstico del paciente y de su grupo familiar para determinar tanto la estrategia del tratamiento como los parámetros con que se compararán los resultados a la finalización del proceso terapéutico.

Terapia Individual:
Cada paciente tiene 1 ó 2 sesiones semanales de psicoterapia con el profesional de su elección que se encuentre con disponibilidad horaria.

Terapia Familiar:
Se designará un profesional, distinto del terapeuta individual, que tiene entrevistas periódicas, en lo posible, con todos los miembros convivientes del grupo familiar.

Medicación:
Se realiza en dos instancias. En un Grupo de Medicación y en un espacio de atención personalizada. Está a cargo de los médicos del Equipo.

Psicoterapia Verbal:
Grupo terapéutico centrado en la reflexión verbal. Coordinado por un psicólogo y un terapeuta de otra especialidad.

Terapias Expresivas:
Grupos de Musicoterapia,Terapia Psicomotriz,Terapia Ocupacional y Talleres Expresivos coordinados por un terapeuta de la especialidad y un coterapeuta de otra disciplina.

Asamblea Comunitaria:
Reunión conjunta de pacientes y terapeutas para tratar los temas derivados de la convivencia y las necesidades de la comunidad del Hospital de Día.

Asamblea Interfamiliar:
Reunión conjunta de pacientes y sus familiares para realizar alguna tarea relacionada con el tratamiento. Co-coordinada por 2 ó 3 terapeutas.

Merienda:
Actividad diaria organizada comunitariamente entre los pacientes y los terapeutas. Los elementos para su preparación son provistos por el Centro Uno.

Recreación:
Tarea de expresión lúdica y objetivos terapéuticos, a realizarse dentro o fuera de la institución y co-coordinada por 2 terapeutas.

Acompañamiento Terapéutico:
Actividad a realizarse en forma individual o en pequeños grupos coordinada y organizada por terapeutas de la especialidad.

Asistencia Social:
Implementada en la institución y también en el ámbito de la vivienda de cada paciente. Coordinada por terapeutas de la especialidad.

Grupo de Pre-Alta:
Un mes antes de la fecha de finalización de su tratamiento (6 meses a 1 año) cada paciente ingresa a este grupo donde se trabajan los temas relacionados con esta situación. Simultáneamente se realiza una nueva evaluación diagnóstica individual y familiar.

Alta:
La finalización del tratamiento es considerada, según el caso, como Alta Absoluta, Alta Relativa, Alta Administrativa o Abandono Anticipado. Están contempladas la indicación y derivación pertinentes.

4. Docencia:
Pasantías y Seminarios de Musicoterapia

Convenio con la Universidad de Buenos Aires (Carrera de Musicoterapia de la Facultad de Psicología) y con el Instituto de Educación Superior

(Carrera de Psicopedagogía), para pasantías de alumnos y graduados hasta 5 años de recibidos.

5. *Investigación: Análisis Institucional del Centro 1*

Relevamiento de la historia y de los objetivos con que fue creado el Centro de Salud Mental No.1 en función del diseño de un proyecto futuro y la generación de propuestas para la realización de un Plan General de Salud Mental para la Ciudad de Buenos Aires.

7.4 Aspectos sociales, políticos y culturales

Por razones personales, ideológicas, humanas y profesionales, me siento parte de un numeroso grupo de argentinos que ha guardado silencio, hasta ahora, por múltiples razones pero no por acuerdo con las injusticias sociales pasadas y actuales, grupo que ante las situaciones de crisis ha optado por la salida solidaria y no por el "sálvese quien pueda" individual; sector de la comunidad que no se ha enriquecido con la "plata dulce" y que ha obtenido sus recursos sin apelar a la explotación de los demás; de aquellos que sienten "vergüenza ajena" ante la mayoría de las acciones y expresiones de quienes dicen representarnos: del lado de los que luchan para que nuestra memoria colectiva no sea borrada y de los que están a favor de una democracia participativa que promueva la vigencia de los Derechos Humanos (del Hombre, de la Mujer, del Niño, del Discapacitado, del Enfermo).

La situación actual de la Argentina presenta una "marca", producida durante su historia más reciente, que es imposible de soslayar.

La Musicoterapia, como disciplina de la salud, no ha podido escapar a las consecuencias debido a que, justamente su historia inicial, y gran parte de la misma, ha transcurrido en este contexto socio-político; es por ello que debemos hacer un esfuerzo adicional para evaluar los efectos que operan y han operado sobre el proceso de institucionalización de nuestra disciplina.

Aspectos que nos atraviesan tales como la intolerancia a la diversidad de ideas y la instauración de líneas de pensamiento únicas no han favorecido precisamente el crecimiento teórico-conceptual.

La utilización de las estructuras naturales de agremiación para fines e intereses personales también muestra una modalidad que promueve el empobrecimiento y el desánimo.

La competencia ha servido muchas veces más para la división que para la sana confrontación de los conceptos; por lo tanto, se ha desarrollado en campos que, lejos de resolver los problemas teóricos que nos preocupan, se ha circunscripto a la intención de ocupar o mantener lugares de poder vaciados de contenido.

Si aún no están resueltos muchos de los interrogantes que plantea la Musicoterapia, éstos no pueden ser "respondidos" apelando a conocimientos que forzadamente son atribuidos a su campo de acción.

Los músicos saben sobre música, los neurólogos sobre neurología, los psicólogos sobre psicología, los pedagogos sobre pedagogía, etc., etc., pero ninguno de ellos puede ni debe traspolar sus "saberes" como si estos fueran conceptos musicoterapéuticos.

Hasta ahora, gran parte del espacio teórico de la Musicoterapia ha estado "ocupado" por profesionales que, en lugar de investigar lo propio de la Musicoterapia, han desplegado una serie interminable de conceptos "pseudomusicoterapéuticos" y han defendido sus lugares de aplicación clínica y transmisión didáctica como "verdaderos representantes" de la Musicoterapia.

Como me consta que en muchos casos esta actitud no ha sido desarrollada de una manera totalmente deliberada sino que ha formado parte de ese atravesamiento social al que nos hemos visto expuestos, creo que es indispensable hacer este llamado de atención para que la difusión y transmisión de los conceptos de la Musicoterapia sea realizada con el cuidado en la rigurosidad científica y el suficiente espíritu autocrítico.

7.5 El concepto de interdisciplina

El proceso de afianzamiento del rol del musicoterapeuta en el Equipo Interdisciplinario puede describirse como ligado, en gran medida, a la evolución de las concepciones del equipo terapéutico que lo sustenta; ellas determinarán, por un lado, las modalidades de tratamiento y, por otro, la jerarquización de las distintas técnicas utilizadas para tal fin.

La pre-determinación institucional del lugar que ocupa cada especialidad, deberá ser sorteada por el musicoterapeuta rescatando, en principio y en su persona, una función terapéutica que, conservando sus propias características, lo ubique participando en un pie de igualdad con los demás profesionales integrantes de un Equipo Interdisciplinario.

Para poder definir, entonces, el tema de la Musicoterapia y la tarea Interdisciplinaria, en el campo de la Salud Mental, voy a tomar como referencia algunos ejes de análisis:

Hablaré en consecuencia de:

- Qué Musicoterapia
- Qué Institución
- Qué Equipo de Trabajo
- Qué Hospital de Día
- Qué Contexto Gubernamental
- Qué Interdisciplina

En oportunidad de realizarse, durante 1997/98, reuniones para la reforma de la carrera hospitalaria con los representantes de las distintas profesiones incluidas en la Carrera Hospitalaria Municipal, actualmente en vigencia, se expusieron las opiniones y sugerencias acerca de las modificaciones que deberían realizarse.

El Director de Concursos de la Secretaría de Salud (Dr. Camilo Gianni) ha impulsado esta apertura para posibilitar la participación de todas las profesiones, además de las del área médica, en la confección de esta nueva carrera.

La "Función Musicoterapeuta" se encontraba incluida en la actividad hospitalaria por el Decreto 2275 del 9/5/83. Esta legalización, desde la Secretaría de Salud de la Ciudad de Buenos Aires, le ha permitido un paulatino crecimiento del número de musicoterapeutas que, en forma rentada o en concurrencias ad honorem, se han incorporado a los distintos Servicios y Centros de Salud.

La importancia de nuestra presencia en este Consejo de Profesiones radicó en la posibilidad de legislar sobre las condiciones de ingreso a la Carrera por parte de los musicoterapeutas que se hallan interesados en concursar para obtener un puesto de trabajo y también, para los que ya lo están ejerciendo, la promoción a las distintas jefaturas y cargos, equiparables a los de otras profesiones.

Esta última frase "equiparación con los otros profesionales de la salud" contiene, a mi entender, la clave de las posibilidades del trabajo interdisciplinario para los musicoterapeutas.

La Musicoterapia nace con una impronta, como ya he mencionado, que la colocó inicialmente como "para-médica", denominación que la acompañó, junto a otras profesiones, durante gran parte de su existencia; sucesivamente, y de manera menos explícita, hemos transitado luego por corrientes para-psicológicas, para-filosóficas, para-psicoanalíticas, etc.

Esta situación nos ubicó en el nivel, ya largamente difundido, de técnicos especializados en abrir "canales de comunicación" y auxiliares de otros profesionales que, supuestamente, son los habilitados para intervenir, interpretar y dar dirección al proceso de cura.

Quienes tenemos ya algunos años de experiencia sabemos que la realidad es totalmente otra y que la tarea que se les torna prácticamente imposible a psiquiatras, psicoanalistas y psicólogos (en ese orden de jerarquía) es delegada en un aparente acto de trabajo interdisciplinario.

Eso no es interdisciplina; es, por ejemplo en el caso de los hospitales de día, una forma más de evitar el contacto con las patologías que requieren de mucho compromiso corporal, afectivo y emocional; de encuadres que implican poseer una disponibilidad y una capacidad de acción e intervención con objetos e instrumentos que sólo los musicoterapeutas estamos en condiciones de afrontar con alguna solvencia profesional y eficacia terapéutica.

Entonces nos encontramos ante la paradoja por la cual ese supuesto "técnico auxiliar" resulta que termina sosteniendo, junto con otros técnicos y auxiliares, la actividad terapéutico-comunitaria de todo el dispositivo.

Por supuesto que la parte de responsabilidad que nos toca para que las cosas sigan desarrollándose de esta manera es la de haber ejercido nuestra profesión desde un empirismo casi crónico motivado por una insuficiente conceptualización e investigación y también, por qué no mencionarlo, por quienes piensan aún que la Musicoterapia solo debe limitarse a un rol de complementación de otros "tratamientos principales".

Por último, y para ir concluyendo, quiero citar unas ideas que la ha desarrollado acerca del concepto de interdisciplina:

> "*Se podría representar la convergencia de disciplinas mediante dos o más conjuntos con zonas de intersección. Esta convergencia supone una franja donde los límites de cada disciplina se desdibujan conservando todo un espacio con una clara delimitación, que pone de manifiesto las diferencias y preserva la identidad de cada uno de los discursos que la determinan*".
>
> Lic. Clara Vicchi

Tomando en cuenta entonces todos los conceptos expuestos hasta aquí podemos decir que: es en este equilibrio de fuerzas conceptuales, y en el mutuo entendimiento, aceptación y equiparación de los lenguajes y saberes en juego, que la Musicoterapia puede tener un auténtico lugar de reconocimiento en el Equipo Interdisciplinario.

7.6 El sector público, el sector privado, el sector social

Es esta una coyuntura histórica donde es preciso definir los sectores de la comunidad en los que el musicoterapeuta ejercerá su accionar.

Delimitar el sector privado significará entonces tener consiente que el fin de lucro, más allá de las intenciones declamadas, tendrá un peso determinante en cuanto a los objetivos que toda empresa privada se propone.

Las acciones de salud quedarán así enmarcadas y, en el mejor de los casos, podrán desarrollarse al máximo de las posibilidades que el umbral de la rentabilidad económica les permita.

Esta situación plantea a la Musicoterapia la necesidad de tomar en cuenta que sus objetivos terapéuticos pueden verse obstaculizados o confundidos por otros objetivos relacionados con el "entretenimiento del paciente" pero que permiten, supuestamente, obtener "resultados" más rápidos y visibles para "el cliente" (el propio paciente o el familiar).

Es indispensable incorporar esta variante como un aspecto que, así como en el caso de la influencia familiar a través de las respuestas a la problemática del paciente, expresará las presiones e intereses que se pueden llegar a poner en práctica en este tipo de instituciones.

La idea de montar cualquier dispositivo de salud sobre la base del costo-beneficio no conduce más que a tergiversar el concepto de la salud misma.

Desde la estructura del sector público el panorama parece mejorar en cuanto a que los fines lucrativos no se encuentran presentes y, por lo tanto, el objetivo está en primer plano, no como "satisfacción al cliente" sino como derecho adquirido consagrado por la Constitución.

Para la Musicoterapia las complicaciones en este campo pueden provenir del recorrido, a veces largo y penoso, de las distintas etapas de reconocimiento tanto de su función como del nombramiento de profesionales musicoterapeutas.

Los recortes en los presupuestos, las confusiones entre lo público y lo privado por parte de los funcionarios, son factores que aportan mayor complejidad y que deben ser analizados.

Un tercer sector que interviene con fuerza dentro de la comunidad es el social; está conformado fundamentalmente por organizaciones no-gubernamentales sin fines de lucro las que se proponen como misión la resolución de necesidades de la comunidad.

Por supuesto, no me estoy refiriendo a las empresas que, como es bastante frecuente observar, detrás de la apariencia de una "fundación sin fines de lucro" en realidad ocultan sus verdaderas intenciones de evasión impositiva y obtención de jugosas ganancias.

Aquellas que realmente se incorporan con el fin de colaborar con la sociedad cumplen una importante tarea de intermediación económica entre las empresas privadas y las instituciones del estado.

El musicoterapeuta encontrará así, además de en su propio consultorio, tres ámbitos laborales para su ejercicio profesional.

El gobierno que establece políticas sanitarias acordes a las necesidades de la población, la empresa privada que regula sus beneficios comerciales y ofrece su calidad y capacidad de prestación al sistema y la fundación que motoriza los aportes económicos privados y los orienta hacia fines que colaboran con la salud pública, forman parte de un trípode donde se asienta el funcionamiento de la sociedad.

Son sectores que deben funcionar asociados y teniendo como objetivos la promoción, asistencia, recuperación y mantenimiento de la Salud Mental de la comunidad a la que pertenecen.

AMdAr
Asociación Musicoterapeutas Argentinos

Declaración

A las Organizaciones del Campo de la Salud, Autoridades y Profesionales de los Equipos de Atención.

A las Instituciones representativas y Organismos Oficiales que reglamentan el Ejercicio Profesional.

A las Universidades, Facultades, Carreras, Autoridades y Docentes de cada una de ellas.

A la Comunidad en general.

La Asociación Musicoterapeutas de Argentina se complace en invitarlos a la inauguración de su Sede Central y al inicio de sus actividades como representantes de los Licenciados en Musicoterapia de nuestro país.

Asimismo queremos expresar, a través de esta Declaración, una posición crítica acerca de nuestra disciplina y de las funciones que deben desempeñar los Musicoterapeutas.

Somos conscientes de que, a lo largo de nuestra historia de más de medio siglo, la Musicoterapia no logró, hasta la actualidad, establecer una clara identidad en el desarrollo de su práctica clínica, y que esto se debió a la confluencia tanto de factores hegemónicos de poder como de intereses personales que no permitieron que alcanzara la jerarquización y la autonomía necesarias.

Los Musicoterapeutas sabemos que:

- Las consecuencias de esta falta de identidad tiene relación directa con la falta de fundamentos conceptuales claros y que esta situación nos coloca en desventaja frente a la Comunidad Científica.
- La mayoría de nuestros colegas no conoce lo que es abrir o cerrar una historia clínica, realizar un diagnóstico y un examen clínico, recibir una consulta espontánea o establecer una dirección y conducción del tratamiento de un paciente a su cargo.
- Muchos profesionales de la salud nos ubican y consideran como sus "colaboradores" o "auxiliares" o, simplemente, como un "complemento" alternativo.
- Muchos de estos profesionales "ejercen" nuestra disciplina y se apropian de ella sin escrúpulos y abusando de una supuesta "habilitación" que les da su título de base.
- La mayoría de los equipos mal denominados "interdisciplinarios", en donde se promueve que los musicoterapeutas se inserten laboralmente, solo responden a la hegemonía de otros profesionales que capturan sus cargos de conducción.
- Esta dependencia es "aprovechada" por muchos "colegas" musicoterapeutas para no tener que asumir la responsabilidad de conducir un tratamiento.
- Muchos de nuestros egresados terminan "trabajando" como "profesores de música especiales" sosteniendo, con la complicidad de las instituciones que los albergan, que hacen musicoterapia.
- Muchas instituciones contratan estudiantes (ejercicio ilegal) y musicoterapeutas recién recibidos, para hacerlos trabajar como "talleristas" con grupos de pacientes con patologías graves.
- La gran mayoría de las carreras de Musicoterapia dependen de facultades de medicina, psicología o, incluso, de "conservatorios de música".
- La gran mayoría de los "planes de estudio" de esas carreras no son más que un "collage" de música, medicina, psicología y materias inespecíficas ubicadas para justificar carga horaria.
- A los estudiantes de musicoterapia se los expone, junto con los pacientes, en sus pasantías, a "situaciones" experimentales que no tienen ningún grado de contención.

- Numerosas instituciones y organizaciones mundiales, continentales y nacionales, que no representan más que a los intereses personales económicos, de poder o de prestigio de quienes las integran. no solo no denuncian estas situaciones sino que las promueven en sus "bolsas de trabajo", cursos y eventos.
- Gran parte de la ignorancia y confusión que poseen los profesionales y la comunidad acerca de la Musicoterapia ha sido y es el producto de una manipulación sistemática de los medios, a través de los cuales se estimula siempre a mostrarla como "novedosa", sorprendente" o "mágica" en sus resultados y a pensar en los "efectos benéficos" de la aplicación de la música o en las maniobras llevadas a cabo por acciones experimentales invasivas vacías de reflexión, entendimiento y consideración hacia el otro como sujeto.

Frente a esta realidad, quienes integramos AMdAr proponemos:

- La construcción de una Historia diferente en la que el Musicoterapeuta deje de estar formado para centrarse en la observación y la utilización compulsiva de sus propias herramientas, o para observar al paciente como un "objeto de estudio" y clasificarlo y someterlo a las "aplicaciones " de métodos que niegan su presencia como Sujeto.
- Un posicionamiento Profesional en donde sea el paciente el principal protagonista que configura el escenario de su proceso terapéutico, modelado a partir de su propia problemática y no como consecuencia de una serie interminable de "inducciones" (más o menos disimuladas y presentadas como "metodologías") originadas frecuentemente en los fantasmas del propio musicoterapeuta o de la institución que promueve dichas prácticas.
- Un posicionamiento Ético donde se prioriza la singularidad del sujeto como protagonista principal del proceso terapéutico y una Formación Personal y Profesional del musicoterapeuta que le permita mantener fuera de la sesión su fantasmática relacional y tomar posición a favor del paciente frente a la exigencia de los atravesamientos institucionales ubicando a la Musicoterapia como una Disciplina Autónoma, Responsable y Científica.

- Una disciplina Musicoterapéutica alineada con la Salud, lejos de la sobrevaloración de las herramientas y de los efectos que se les atribuye, cuyo quehacer profesional denomine tratamientos a los procesos musicoterapéuticos y oriente sus objetivos a lograr la curación del paciente.

Por todo ello, los Musicoterapeutas de AMdAr sabemos, sostenemos y difundimos que:

La Musicoterapia es una Disciplina del Campo de las Ciencias de la Salud	No es arte, ni es pedagogía, ni es expresión corporal, ni es recreación.
El Musicoterapeuta es un Profesional Autónomo	No depende ni del médico, ni del psicólogo
Su principal objetivo y función es curar a los Pacientes	Sus herramientas no producen en sí mismas ningún "efecto terapéutico"
Su formación universitaria, como Licenciado en Musicoterapia, está orientada a incorporar los contenidos específicos de su Disciplina	No depende ni de la carrera de medicina, ni de la carrera de psicología, ni de la carrera de ninguna otra profesión.

Construyendo otra Historia para la Musicoterapia y una nueva Cultura Profesional para los Musicoterapeutas

AMdAr
Asociación Musicoterapeutas Argentinos

Sede: Mario Bravo 1029 4° C (CP 1175) Tel/fax (011) 4963-1693 / www.amdar.com.ar
Ciudad Autónoma de Buenos Aires – República Argentina

Construir otra historia para la Musicoterapia y una nueva cultura profesional para los musicoterapeutas

Hacer crecer una Organización como la que estamos impulsando no consiste solo en sumar interesados o ponerlos a trabajar en comisiones o pensar que los "sponsors" que se consigan nos van a facilitar el cumplimiento de nuestra misión.

Ya todo eso pasa y ha pasado con consecuencias poco gratas para todos los Musicoterapeutas.

Construir otra historia para la Musicoterapia

Plantea un compromiso diferente que nos hace preguntar:

- ¿Cuál es mi contribución a este proyecto?
- ¿Cómo van a recibir los pacientes los resultados de mi contribución?
- ¿Cómo estoy colaborando para que quienes vienen detrás de mí encuentren un camino profesional consolidado?
- ¿Cuál es mi contribución en la formación de esos futuros dirigentes de la Asociación?

Concentrarnos en la contribución que podemos realizar (y no en las demandas a formular o los beneficios que se pueden recibir) eleva la visión de todo el conjunto de quienes conforman la organización.

Apenas comenzamos a AMdAr y ya tenemos que preguntarnos:

- ¿Estamos realizando realmente nuestra mejor contribución para el crecimiento de la Asociación Musicoterapeutas de Argentina?
- ¿Es esa la contribución que se necesita de mí?

Seguramente que no, pero cada uno buscará entonces una mejor respuesta que lo acerque, lo comprometa y le permita entender y aceptar que el crecimiento propio depende de la jerarquización de la función y del desarrollo clínico y conceptual de nuestra disciplina, ambos objetivos fundamentales de la Asociación.

De todas formas éstas no dejan de ser más que "buenas" intenciones hasta tanto:

- Se lleven a cabo
- Los resultados que se obtienen nos indiquen que hemos crecido
- La comunicación funcione correctamente de abajo hacia arriba
- El trabajo sea auténticamente de equipo

- El desarrollo personal y profesional esté promovido
- El desarrollo de los demás sea contemplado.

Generar espacios, abrirlos y hacerlos funcionar adecuadamente es la prioridad de este momento.

Lic. Rubén Gallardo
Presidente de AMdAr
Noviembre de 2008

I CONGRESO ARGENTINO DE MUSICOTERAPIA CLÍNICA
viernes28 y sábado 29 de Noviembre de 2008
Construyendo otra historia para la Musicoterapia

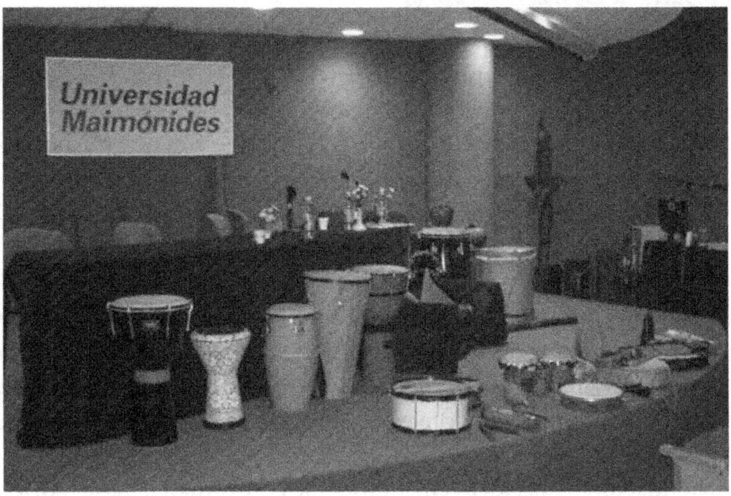

Con la presencia de autoridades de la Universidad Maimónides, docentes de la Carrera de Musicoterapia, profesionales de distintas disciplinas de la salud, graduados, estudiantes de Musicoterapia de esta y otras casas de estudio, estudiantes de otras carreras, músicos y público en general se llevó a cabo el I Congreso Argentino de Musicoterapia Clínica.

La ceremonia dio inicio con el ingreso de la bandera de ceremonia:

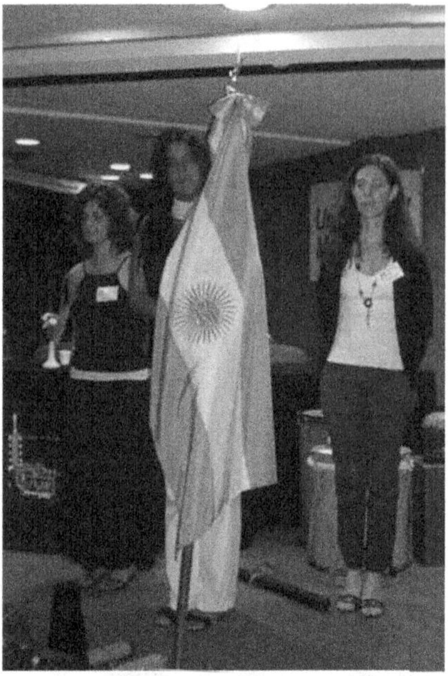

- *Abanderada*:
Lic. Brenda Flavia Aón
(graduada 2008)

- *Primera escolta*:
Mt. María Juliana Marassi
(Ciclo de Licenciatura para Musicoterapeutas)

- *Segunda escolta*:
Soledad Jiménez
(estudiante de tercer año de la Licenciatura en Musicoterapia)

El evento fue organizado por AMdAr (Asociación Musicoterapeutas de Argentina) y auspiciado por la Carrera de Licenciatura en Musicoterapia de la Universidad Maimónides y contó con la adhesión de ProMusicoterapia (Asistencia, Docencia e Investigación), Departamento de Musicoterapia Clínica de la UMAI, Servicio de Musicoterapia del CESM y AC No1, Asociación Argentina de Salud Mental (AASM).

Entre sus objetivos primordiales se encuentra la búsqueda de la excelencia académica y profesional en Musicoterapia, por lo cual este evento se transforma en un paso decisivo en la construcción del camino hacia la nueva historia, cuya preparación fue iniciada con la Jornada Preparatoria "Fantasmas en la Clínica Musicoterapéutica" que se llevó a cabo en este mismo lugar el 25 de Julio de este año.

La consolidación de las ideas en común que conforman la base teórico conceptual que sustenta la Carrera de Musicoterapia en esta Universidad, surgida de la experiencia en el ejercicio profesional anclado en la clínica -entendiendo a la misma como el proceso terapéutico que conlleva los pasos específicos del tratamiento clínico en cualquier disciplina de la salud- se ha cristalizado en este encuentro en las elaboraciones presentadas en el Congreso, por musicoterapeutas y estudiantes comprometidos con esta nueva historia de revalorización y jerarquización.

Además de las mesas plenarias, la calidad de las presentaciones expuestas en la categoría de comunicaciones libres y pósters ha permitido poder otorgar un premio y una mención especial por categoría.

Los trabajos premiados correspondieron a:

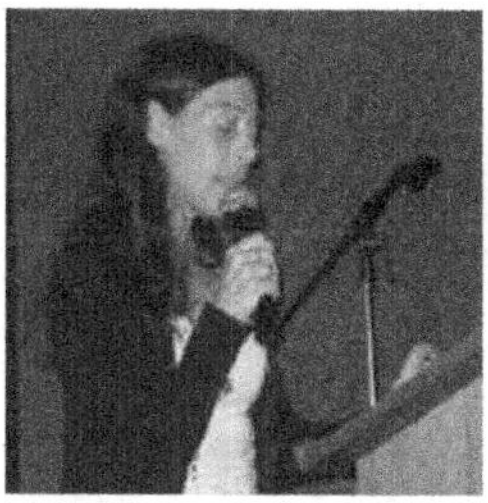

Premio: Mt. María Juliana Marassi, Musicoterapeuta de Concepción del Uruguay, que actualmente está realizando el Ciclo de Licenciatura para Musicoterapeutas.

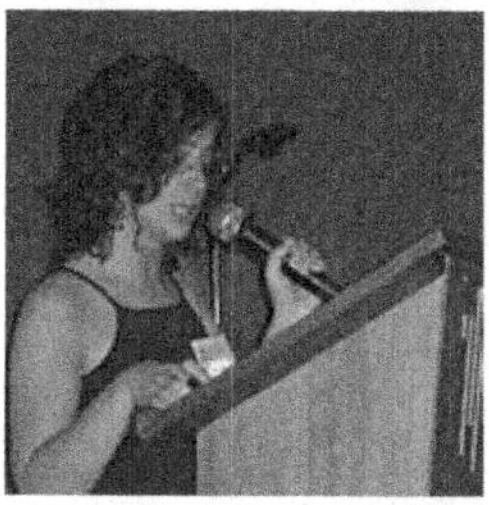

Mención especial: Soledad Jiménez, estudiante de tercer año de la Licenciatura en Musicoterapia.

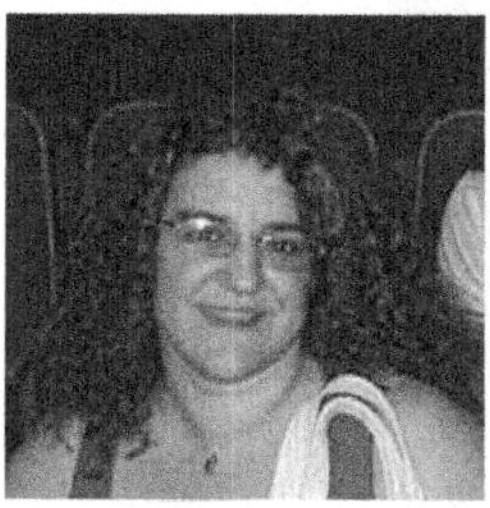

Premio: Aída Bonavita, estudiante de cuarto año del Ciclo de Licenciatura en Musicoterapia.

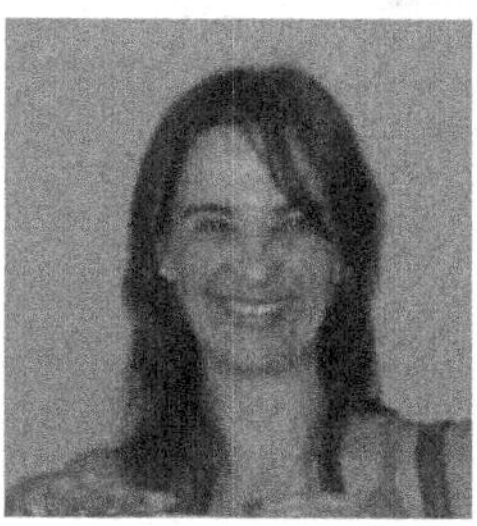

Mención especial: Claudia Zappalá, estudiante de segundo año de la Licenciatura en Musicoterapia

Asimismo, se realizaron durante los dos días del Congreso, dos laboratorios de conceptualización de la experiencia en el que, además de trabajar en forma teórico práctica se generó un productivo debate sobre la Musicoterapia y su ejercicio profesional dentro de la convocatoria sobre la construcción de una nueva historia para la Musicoterapia y una nueva cultura profesional para los musicoterapeutas.

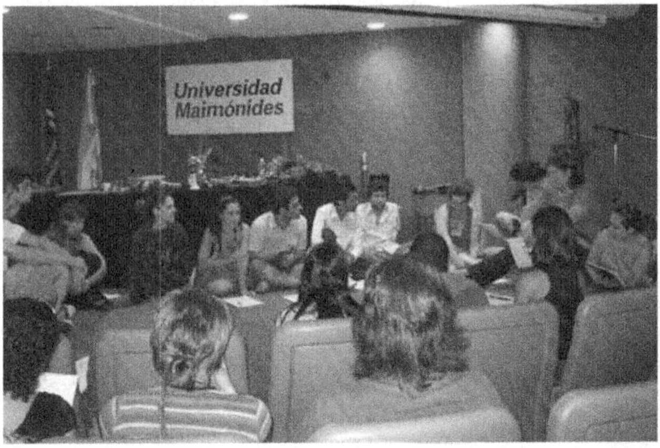

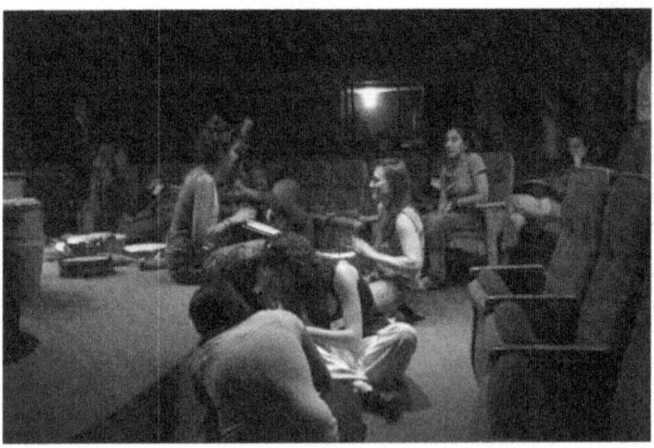

Capítulo 4
CONCLUSIONES

8. El futuro de la Musicoterapia

Discurso inaugural de la 1ª conferencia argentina de Musicoterapia Clínica

Los pre-conceptos, la identidad del musicoterapeuta, su ejercicio como profesional autónomo y la conducción del tratamiento en Musicoterapia

Son cuatro elementos que requieren de nosotros, los musicoterapeutas, un análisis muy riguroso.

A lo largo de todos estos años, estudiantes y profesionales de la Musicoterapia hemos padecido la incorporación paulatina de un sinfín de pre-conceptos instalados durante la formación y muchos hemos colaborado también con su re-transmisión por inercia o, en numerosas ocasiones, de forma absolutamente deliberada.

Todos estos pre-conceptos tienen un común denominador: orientar directa o indirectamente, al musicoterapeuta y a la Musicoterapia, hacia un lugar auxiliar o de colaboración con otros profesionales de la salud.

Aun aquellos musicoterapeutas que argumentan una defensa de nuestro lugar en el campo de la salud, se contradicen y colaboran de alguna manera con este estado de cosas.

Lo hacen cuando no pueden discriminar claramente los aspectos pedagógicos de los terapéuticos, o cuando basan su práctica en el desarrollo de la expresión, la creatividad, la comunicación, el cuerpo o la estética, por nombrar sólo algunas formas, confundiendo su identidad con la de otros profesionales, docentes o técnicos.

No saben, o no quieren saber, que hacer énfasis en estas acciones, como si fueran parte inherente de nuestra función, nos descentra de nuestros objetivos terapéuticos ubicándonos secundando a los profesionales que sí se ocupan de esos objetivos terapéuticos y que no se confunden como nosotros.

Es probable que también armen talleres que luego justificarán dándoles una connotación de "preventivos", o que se "pierdan" trabajando en aparentes equipos "interdisciplinarios", o, lo que es peor, se hagan cargo de grupos '"pre-armados" en los que no tienen la más mínima incidencia para determinar la dirección de la cura ni la cantidad o las patologías de sus integrantes.

Como la formación del musicoterapeuta ha apuntado y apunta en esta dirección, rara vez se les planteará, en una institución, atender la demanda espontánea, realizar tratamientos individuales en forma autónoma o armar equipos específicos de musicoterapia Es para ellos preferible delegar la responsabilidad en "los profesionales" y jamás se les ocurrirá apelar a la interconsulta o la derivación para tratar aspectos puntuales que exceden sus incumbencias (medicación, psicopedagogía, etc.).

Bueno. Así estamos, desde hace más de 30 años, mezclados, como dicen las normas y los nomencladores vigentes, en el último renglón de la grilla, y en el que la opción para una posible contratación con las obras sociales consiste en un espacio donde se lee claramente: *Musicoterapeutas o Técnicos en Expresión Corporal*

¿Quién les hizo pensar a quienes redactaron estas reglamentaciones que somos equiparables a los Expresionistas Corporales?:

Los musicoterapeutas

Un 10% porque están de acuerdo con ese lugar donde se puede hacer cualquier cosa en nombre de la Musicoterapia, y otro 85% que, aunque parcialmente tenga conciencia de los efectos negativos de tales posiciones, por apatía, ignorancia, confusión o negligencia no dice basta.

¿En qué consisten esos efectos negativos? Son determinantes nada menos que de la posición laboral del musicoterapeuta y de toda la disciplina. Una posición que afecta nuestra ubicación profesional limitándola y desjerarquizándola en su función.

No es nada raro encontrar entonces musicoterapeutas corriendo de escuela en escuela, o ejerciendo parcialmente la musicoterapia, o destinando muchas horas al trabajo "ad-honorem", o dedicándose a otra cosa.

Los musicoterapeutas hemos quedado presos de esta delegación de la responsabilidad de generar teoría específica acerca de nuestra tarea (y de confrontarla con la de los demás profesionales) pensando, erróneamente, que las "especiales" características de nuestras herramientas y de nuestra modalidad de abordaje iban a resolver por sí solas nuestra ubicación como profesionales de la salud.

Aun con las mejores intenciones de conceptualización muchos intentos culminan en una aplicación práctica que no va mucho más allá de "hacerle cantar la canción al paciente" o de "estimular su creatividad o su expresión".

Ya sabemos que gran parte de nuestro saber pasa más por la música que por la musicoterapia, pero es en ésta última y no en aquella donde los musicoterapeutas debemos poner el énfasis de la fundamentación de nuestro ejercicio profesional. Los demás profesionales es posible que no sepan nada de música pero no es en ese nivel donde debemos confrontar teóricamente con ellos.

Nuestra "competencia" no está ubicada entonces en el plano del particular uso de nuestras herramientas ni de sus cualidades más o menos fascinantes, sino en el entendimiento que, a través de ellas, podamos alcanzar acerca de la problemática del paciente, el cual nos permita obtener un lugar más claro como opción terapéutica dentro de los tratamientos ofrecidos para la atención y la prevención de las más diversas patologías.

Respecto del tema central que nos convoca en esta 1ª Conferencia podemos decir que aún hoy persiste entre muchos de nosotros, los musicoterapeutas, la ilusión de estar "tratando" a nuestros pacientes, cuando en realidad lo que estamos haciendo, demasiado frecuentemente, es sólo colaborar con otros profesionales que tienen a su cargo la auténtica conducción del proceso terapéutico.

Entre los factores que contribuyen a mantener esta ilusión se encuentra la permanente confusión a la que se ven sometidos los estudiantes y profesionales (en su formación de grado y de posgrado) por quienes son los encargados de transmitir los conceptos que fundamentan una posición, un rol y una identidad profesional al musicoterapeuta.

Por Ejemplo:

- Omiten decir que si uno "trata" un grupo, puede suceder que en realidad lo que esté coordinando sea un taller recreativo, si es que no fue el musicoterapeuta el que determinó quiénes iban a ser sus integrantes, o con qué criterios son agrupados, o en qué medida esta modalidad es la indicada para cada paciente.

- Omiten informar que en Musicoterapia, como en cualquier disciplina autónoma, existe la posibilidad de la consulta espontánea y, en vez de eso, destacan que la vía de acceso para tratar a un paciente es la derivación realizada por otro profesional, sin mencionar que ello implica, seguramente, que dicho profesional derivador va a mantener, directa o indirectamente, la conducción de ese tratamiento.
- Convencen al estudiante para que piense que su único lugar de inserción será un equipo interdisciplinario, sin advertirle que el lugar que ocupará así será necesariamente secundario y sin posiblidades de participación genuina en la conducción de los tratamientos, ni en las decisiones acerca de los mismos en cuanto al diagnóstico y el alta. Obviamente omiten por ello promover la creación de Equipos de Musicoterapeutas.
- Orientan a los futuros musicoterapeutas hacia una marginalidad en la concepción de su accionar, para que éstos limiten sus intervenciones al desarrollo de la expresión, la creatividad, la estética, lo comunitario, etc., etc. y que, de esta manera, circunscriban su responsabilidad profesional a estas funciones periféricas respecto del campo de la salud.

Por todo ello es que cada musicoterapeuta recién egresado debería revisar permanentemente la situación de su práctica clínica en términos de analizar el nivel de decisión, direccionalidad y conducción que posee sobre las instancias de diagnóstico, tratamiento y alta de sus pacientes.

Asimismo cada estudiante tiene que estar atento para cuestionar aquellos contenidos que sólo apunten a delinear, abiertamente o por omisión, su futuro ejercicio profesional como el de un mero colaborador de los otros profesionales.

Esta sigue siendo la caracterización de un riesgo que no es "cosa del pasado" o que pertenece a "situaciones ya superadas" (como pretenden hacernos creer algunos de nuestros colegas que tienen dificultad para sostener su propia clínica en forma autónoma) sino que es parte de la realidad laboral presente como cada uno podrá comprobar si realiza el análisis propuesto o si, simplemente, intenta abrir o cerrar una historia clínica de un paciente ("supuestamente" a su cargo) en cualquier institución en la que esté trabajando.

Nuestro lugar como musicoterapeutas no se fortalecerá siendo "mejores colaboradores" de la medicina, de la psicología o de cualquier otra disciplina, sino realizando tratamientos cada vez más eficaces, asumiendo la responsabilidad, el riesgo y el compromiso que ello implica y fundamentando conceptualmente el resultado de nuestra práctica clínica específica.

Por todo esto, más lo que de aquí seguramente surgirá, es que esta Conferencia se constituirá a partir de este momento en un espacio abierto a la discusión de los principales temas que hacen a la autonomía, responsabilidad y fundamentación de nuestra función como musicoterapeutas.

Para enfrentar las futuras dificultades que encontrará la Musicoterapia es indispensable terminar de aclarar algunos contenidos que siguen resonando, tanto entre quienes comienzan su formación en nuestra disciplina como también entre muchos musicoterapeutas.

a) Los Recursos:

- Respecto de cuánto tienen que ver los conocimientos musicales en una terapia, mi opinión es que no son los conocimientos en sí en los que el musicoterapeuta basa su observación y su accionar sino, en todo caso, en las posibilidades de expresión, capacidad de comunicación y modalidad de la relación que se manifiesta a través de la producción musical.
- En cuanto a si es de vital importancia que el musicoterapeuta necesite saber mucha música podría decir que sí, en general, entendiendo por "mucha" a la variedad de géneros y de instrumentos a los que pueda apelar y a un "saber" más allá de lo artístico o de la destreza depurada en el dominio instrumental.
- Se plantea también el por qué la música y no otras herramientas, a lo cual puedo responder que las características de objeto móvil, por parte del sonido y la música, le confieren particulares ventajas sobre otras formas de expresión como pueden ser la plástica, la literatura, etc., aunque debo reconocer que todas ellas son potencialmente terapéuticas solo que no tienen aún un desarrollo similar al alcanzado por la Musicoterapia.
- Pensando ahora en cuál sería la utilización específica de la música en Musicoterapia me inclino por considerarla uno de los recursos básicos de la Musicoterapia pero no el único ni, en ocasiones, el más adecuado para determinados pacientes. Es frecuente el uso de aspectos parciales de la música y no los de una producción completa más elaborada.
- Además, como mencioné anteriormente, la destreza musical en el uso de los instrumentos no garantiza una mejor aplicación de la

Musicoterapia. La destreza debe estar en el manejo de la técnica y la teoría musicoterapéutica.

- Para ello cualquier tipo de instrumento sonoro o musical puede ser importante como intermediario de la relación.
- De esta manera, la cultura musical del musicoterapeuta es necesaria y útil para su capacidad de observación e intervención pero no decisiva para la comprensión de la problemática del paciente.
- De igual forma, todo lo relativo al movimiento aparece como un factor más, a tener en cuenta en la relación musicoterapeuta-paciente, en la medida que esté relacionado con la vivencia o la expresión sonora.

b) Los enfoques:

- Dentro de los enfoques de aplicación de la Musicoterapia, algunos consideran la posición del paciente entre: pasiva (o limitada a la percepción sensorial) o activa (o de participación en la generación del sonido). Por mi parte me parece que esto representa una situación dilemática que deja de lado el hecho central de la Musicoterapia protagonizado principalmente por el paciente y la expresión de su problemática y el musicoterapeuta acompañándolo y promoviendo la generación de un escenario acústico-relacional apto para la mejor elaboración de las dificultades que aquél le plantea.
- Es interesante discriminar y delimitar este escenario de los encuadres que otros terapeutas utilizan para el abordaje del paciente para no producir confusiones en cuanto a las incumbencias de cada uno.
- De esta manera queda más clara su relación con otras disciplinas de la salud con las cuales deberá interactuar.

c) La Técnica:

- Así como la música puede pretender operar "saludablemente" podría ser posible que lo hiciera en sentido contrario. Esto no sería responsabilidad de la música sino que la causa de este posible efecto podríamos buscarla en las formas de implementación que el musicoterapeuta utilice. La importancia de una desarrollada metodología de aplicación ha sido y es una preocupación que debe transformar a la "intuición" y a la "improvisación" y llevarlas a un plano de comprobación y corroboración de las distintas técnicas y recursos.

- Si el musicoterapeuta usa la música como medio de comunicación no puede esperar que ésta por sí sola sea terapéutica. Debe instrumentar métodos claros de observación, interpretación e intervención para las distintas situaciones que se le presenten en cuanto a patologías, edades, etc.
- Darse cuenta del método que utilizará en cada una de estas circunstancias es indispensable pero también lo es que éste surja no de una planificación abstracta sino de la situación, las necesidades y la problemática del paciente.

d) Lo Laboral:

- Paulatinamente se va acrecentando el número y la diversidad de instituciones en las que el musicoterapeuta puede realizar su labor. Su inserción en dichas instituciones también ha mejorado en cuanto a la calidad del reconocimiento de su accionar y su lugar en el equipo.
- La Musicoterapia, como ya he mencionado, está entrando en un marco de legalidad de su ejercicio profesional, situación que le permite acceder a cargos y nombramientos que responden específicamente al título de Musicoterapeuta y de Licenciado en Musicoterapia.
- Las áreas de aplicación se van sumando y, a las ya habituales (salud mental, sordos, debilidad mental, etc.), nuevos espacios emergentes (sida, cáncer, adicción, etc.) hacen su aparición en el abanico de posibilidades.
- Además del ámbito de la salud, en el de la educación la Musicoterapia tiene un lugar de inserción profesional, aun cuando deba extremar los cuidados para discriminar su función terapéutica de la pedagógica, preeminente en estas instituciones.
- Así, el musicoterapeuta que trabaja en una institución escolar debe plantearse claramente para qué función fue contratado y,

más allá de la utilización de su título como elemento habilitante, saber si va a ejercer como Profesor de Música Especializado o como Musicoterapeuta (dos funciones eminentemente distintas).

e) La Investigación:

- Acerca de este tema, mi preocupación es mayor ya que el área de investigación creo que está, hasta el momento, bastante desierta.
- La cantidad de interrogantes sobre la Musicoterapia aumenta y la falta de respuestas adecuadas dificulta la retroalimentación indispensable frente a una práctica clínica con una demanda también creciente.
- Uno de estos interrogantes está referido a un tema básico: ¿qué grado de efectividad tiene la Musicoterapia en sus distintos campos de aplicación?
- Los intentos y proyectos de investigación en curso necesitan el aporte de grupos que intercambien permanentemente los resultados alcanzados. El freno que podría pensarse respecto del reconocimiento de las autorías de tales conclusiones, se salvaría por medio de la intervención de instituciones de reconocido prestigio que alberguen y promuevan la realización de estos esfuerzos.

Las definiciones:

- Frecuentemente se plantea cómo es que nace la Musicoterapia y entonces se recurre a las distintas vicisitudes históricas por las que ha pasado la música en el devenir del ser humano. Un nacimiento algo prematuro ha sido la causa de numerosos problemas conceptuales acerca de su constitución y su consolidación como disciplina. Es necesario que los pasos de crecimiento de esta criatura con dificultades estén orientados, de aquí en más, a equiparar lo empírico y lo teórico. Además, deberemos separarnos definitivamente de algunas ideas poco comprobables que confunden a otros profesionales y aumentan el grado de desconfianza que cualquier nueva disciplina puede despertar.
- Para quien escucha "intentar recuperar a una persona a través

de los sonidos y la música" esto puede sonarle tan disparatado o imposible como saber de alguien que pretenda hacerlo mágicamente. Por ello, el musicoterapeuta debe fundamentar, como he tratado de hacer en este libro, la forma en que esos dos elementos pueden operar para lograr dichos resultados.

Síntesis de los Conceptos:

El musicoterapeuta se encuentra expuesto a distintos factores que lo atraviesan y lo impulsan a "actuar", no siempre desde la perspectiva de la reflexión y el conocimiento de la problemática de su paciente sino bajo la influencia de expectativas y necesidades internas y externas que lo condicionan:

- La fantasmática personal
- La formación profesional
- El posicionamiento institucional
- El análisis de la tarea clínica

La Musicoterapia se encuentra "colonizada", desde su nacimiento, por otras disciplinas y por algunas "prácticas" no-científicas, y el efecto de esta modalidad de gestación nos ha marcado haciéndonos sentir aún hoy, casi con la misma fuerza que en sus comienzos, la indiscriminación de nuestras incumbencias con la de esos conocimientos y mitos fundantes.

Aspectos de la Pedagogía Musical

Característica confusional:

Indiscriminación entre Aprendizaje y Terapia, Educación y Salud

– *Elementos Musicales y Artísticos*

Característica confusional:

Atribución de aptitudes "curativas" a la música o a la expresión artística en sí mismas

– *Otras Disciplinas de la Salud*

Característica confusional

Incorporación de Conceptos Teóricos sin Práctica Musicoterapéutica

– *Inclusión de Técnicas Corporales*

Característica confusional

Confusión entre Musicoterapia y Expresión Corporal o Psicomotricidad

– *Místicismo y Disciplinas "Alternativas"*

Característica confusional

Utilización de la Música para la Fascinación, la Seducción y la Manipulación

Preconceptos:

Las siguientes son afirmaciones repetidas hasta el cansancio por muchos docentes a lo largo de toda la formación del musicoterapeuta e incorporadas luego por éste en su práctica clínica.

Todas ellas están basadas, directa o indirectamente, en argumentos que apuntan a delinear una identidad seudo-profesional del musicoterapeuta y restringir su función a un ejercicio limitado a dichas pautas con el objetivo de preservar así los espacios que ya están ocupados por otras disciplinas y evitando que la Musicoterapia se posicione en un nivel de igualdad con ellas.

El musicoterapeuta trabaja con grupos.
El musicoterapeuta realiza acciones preventivas y de profilaxis.
El musicoterapeuta acciona como complemento de otras terapias.
El musicoterapeuta trabaja en el equipo interdisciplinario.
El musicoterapeuta abre los canales de comunicación.
El musicoterapeuta desarrolla la creatividad.
El musicoterapeuta promueve la expresión.
El musicoterapeuta incluye lo corporal como parte de sus recursos específicos.
El musicoterapeuta utiliza la música como terapia.
El musicoterapeuta trata, en forma simultánea, a un paciente que ya es atendido por otro terapeuta.
El musicoterapeuta hace un diagnóstico "musicoterapéutico".
El musicoterapeuta recibe la derivación desde los otros profesionales.
El musicoterapeuta colabora con la "cura" y la rehabilitación del paciente.
El musicoterapeuta analiza y desarrolla las capacidades musicales del paciente.
El musicoterapeuta planifica y fija objetivos.
El musicoterapeuta organiza y coordina talleres de música, canto, etc.

Cada uno de estos pre-conceptos aparece ocupando una posición central y/o exclusiva demostrativa de las funciones profesionales a las que debe dedicarse principalmente el musicoterapeuta.

Con el análisis que sigue quedará demostrado que tales funciones no sólo no son las únicas, ni pueden ejercerse incondicionalmente, sino que excluyen por omisión a las que representan el principal modo de accionar del musicoterapeuta.

Éste ve delimitada así su función por un común denominador no siempre explicitado pero sugerido permanentemente: *no debe hacer terapia o, en todo caso, debe hacer como que hace terapia pero sin que se manifieste como tal para que no entre en competencia con otras disciplinas o, lo que es mucho "peor", logre mejores resultados terapéuticos.*

La consulta espontánea, realizada sin la intervención de mediadores, ha facilitado el acceso al tratamiento musicoterapéutico y significa una conquista tanto para el poder de decisión del paciente como para la autonomía de ejercicio profesional del musicoterapeuta.

La problemática del paciente

- El motivo de consulta
- La problemática de base
- La estructura familiar
- La inserción social

El padecimiento del paciente y la perspectiva de curación depositada en el terapeuta son, en Musicoterapia, como en las otras disciplinas de la salud, los motores de la consulta.

El sonido, la voz, los instrumentos musicales y la música fueron consideradas durante bastante tiempo las herramientas fundamentales del quehacer musicoterapéutico, pero generalmente han sido sobreestimadas en su capacidad para producir por sí mismas efectos "terapéuticos", lo que, de alguna manera desdibujó (deliberadamente o por ignorancia) la auténtica función del musicoterapeuta.

¿Dónde debe entonces poner su atención el musicoterapeuta?
¿En su herramienta o en la problemática del paciente?

Las herramientas del musicoterapeuta deben utilizarse:

- Para observar y escuchar la singularidad del paciente
- Para entender e interpretar cuál es su problemática de base
- Para intervenir desde el diagnóstico elaborado en base a esa observación y esa interpretación de los hechos
- Para investigar y conceptualizar la práctica clínica

Los modos relacionales

Para que en un sujeto se constituyan figuras internas representativas y significativas debe haberse producido una evolución suficiente como para "despegarse" de ese primer estado "fusional" con la madre (y de alguna manera con el mundo hasta ahí conocido) y alcanzado una posición de "identidad" y separación con el medio que lo rodea.

En esta oscilación que se pone en marcha ya desde el momento mismo del nacimiento quedará también inscripta una modalidad de relación con esas figuras parentales representativas de estas primeras etapas.

Es necesario comprender que lo que un musicoterapeuta puede observar y entender no es ni más ni menos que estos contenidos, manifestados analógicamente, a través de sus modos relacionales, y que las demás referencias de sentido (salvo que estuvieran fundamentadas en desarrollos teóricos diferentes que, hasta ahora, no parecen haberse desarrollado dentro de la Musicoterapia) solo se constituyen como proyecciones o conjeturas del mismo musicoterapeuta que las emite sin ningún valor terapéutico para su paciente y con un alto grado de invasividad en la intervención derivada de tales conclusiones.

El pensamiento analógico

La cuestión de la "subjetividad" frente a algunos planteos que reclaman una "objetividad" más perteneciente a las ciencias exactas que a las humanísticas, requiere no obstante un nivel en el que, respetando la singularidad del sujeto, podamos entender qué es lo que se está "diciendo analógicamente".

Las semejanzas y analogías que las escenas "jugadas" en el escenario acústico-relacional contienen, deben ser metódicamente observadas para entender su significado y definir desde allí el sentido de nuestras intervenciones.

Ya ha transcurrido demasiado tiempo en Musicoterapia como para seguir pensando (y "actuando") que el musicoterapeuta ya tiene de antemano diseñada la manera de intervenir independientemente de los acontecimientos y las manifestaciones que el paciente produce.

Este ha sido otro de los pre-conceptos incorporados como "recursos técnicos" aplicables y generalizables a través de decirle al paciente lo que debe hacer para que el musicoterapeuta pueda evaluar esta acción y en base a ello realizarle una nueva propuesta.

Esta modalidad de aproximación al paciente inexorablemente produce que el musicoterapeuta siempre vaya un paso más adelante que la emergencia del padecimiento de aquel, produciendo así una postergación constante de la manifestación de sus problemáticas.

El musicoterapeuta puede referir analógicamente lo que "escucha" a las semejanzas que estas manifestaciones contengan con situaciones básicas de relación (amor, rechazo, seducción, agresión, etc.), de situación (tiempos, lugares, espacios, etc.), de función (roles, figuras, acciones, etc.), de forma (estructuras, características, modalidades, etc.) o de sensación (placer, dolor, angustia, etc.).

Obviamente que las analogías personales del musicoterapeuta pueden influir determinantemente en las conclusiones de su observación pero es necesario destacar que, para que ello no se produzca, debe contar con una formación en este sentido que le permita mantener al margen del escenario acústico-relacional (y en forma consciente) el contenido de estas analogías.

En primera instancia, las intervenciones son las decisiones que toma el profesional durante el tratamiento y para que estas sean terapéuticas, deberán estar basadas en una correcta interpretación. No se puede intervenir sin saber para qué.

Aquí entra una dimensión ética de la profesión propiamente dicha, ya que es en este punto donde tenemos en nuestras manos la responsabilidad de la toma de una decisión, de la cual hay que hacerse cargo luego.

Una consigna, además de ser un recurso limitado y limitativo para nuestra tarea, no es pertinente dentro del escenario acústico relacional. Tiene otro nivel de acción, y por ello, es inadecuada para el proceso que el paciente viene a realizar a este espacio.

La directividad que puede tener una intervención no está excluida, siempre y cuando nosotros no creamos que esa directividad es lo que va a marcar el posicionamiento respecto de lo que va a ser el proceso. O sea, si nosotros pensamos que a través de la directividad es que el paciente va a constituirse como sujeto, estamos pensando en un posicionamiento ideológico.

¿Dónde está parado el musicoterapeuta cuando lanza una consigna directiva a su paciente? ¿Está parado sosteniendo esa consigna directiva, como lineamiento ideológico del tratamiento o ese es un recurso que utiliza en un momento para no dejar abandonado al paciente y cuando el paciente responde a esa situación, inmediatamente vuelve a su posición?

La modalidad de atención

La atención individual es la forma principal de abordar al paciente en toda su complejidad. Constituye una de las marcas fundamentales en el posicionamiento de nuestra disciplina. Comparte el rubro "Terapias Individuales", lugar "pre-adjudicado", en general, a otros profesionales de la salud.

El musicoterapeuta deberá resolver el conflicto creado entre el exceso de atribuciones de algunas disciplinas y su propia dificultad para posicionarse en situación de paridad frente a ellas.

En el tratamiento grupal se debe priorizar la singularidad de cada paciente y la atención en grupo de lo específico de su problemática. No estamos "tratando" a un grupo sino que es la resolución de la problemática de cada uno de sus integrantes nuestro objetivo principal.

La dinámica y las características que adquieran las relaciones e interacciones internas siempre estarán en función de dicho objetivo principal. Si el musicoterapeuta se ocupa sólo de lo "grupal", no se ocupa entonces de la patología de sus miembros y, por lo tanto, deja el "camino libre" para que esa tarea quede a cargo de los "Terapeutas Principales"

En el caso de niños y adolescentes (y también en adultos con patologías severas) la entrevista con los familiares constituye una instancia determinante en cuanto al éxito o el fracaso del tratamiento.

Las modalidades relacionales familiares deben ser evaluadas para así poder determinar el grado de incidencia que tienen sobre la generación de las conductas patológicas de los pacientes y también en las respuestas cotidianas que reciben dichas conductas.

Es frecuente que muchas de estas respuestas relacionales tengan un carácter más importante aún que la misma enfermedad que las originó o que contribuyeron a instalar.

La recepción del paciente está planteada en términos de consulta espontánea o de derivación. En ambos casos es importante destacar en la entrevista que la conducción del posible tratamiento estará a cargo del musicoterapeuta.

La apertura de la historia clínica deberá estar a cargo y bajo la responsabilidad del musicoterapeuta tratante.

En cada institución el musicoterapeuta debe instalar y hacer reconocer los procedimientos y criterios a través de los cuales una persona puede acceder a un tratamiento de Musicoterapia.

El diagnóstico es el instrumento que le permitirá entender cuál es el padecimiento y cuál la patología de base. El musicoterapeuta cuenta con sus herramientas básicas y con todas las formas de análisis que le permitan observar las manifestaciones que contribuyan al entendimiento del posible origen de dicho padecimiento.

Hasta tanto no sepa qué le pasa a su paciente, no puede realizar intervenciones que lo induzcan a expresarse, a ser más creativo, a evocar o a cumplir con cualquier otra propuesta o consigna que pueda desestabilizarlo y/o alterar el precario equilibrio en que su enfermedad lo ha colocado.

Es en la historia clínica donde deben constar tanto las conclusiones diagnósticas como una breve reseña de cuáles son los pasos indicados. Este material forma parte de la devolución que deberá efectuarse al paciente luego de las primeras entrevistas realizadas.

Si verdaderamente desea conducir el tratamiento será el musicoterapeuta quien deba registrar y formular al paciente esa indicación y no quien la reciba desde otro profesional para ser "retransmitida". El tratamiento propiamente dicho comienza inmediatamente después de concluidas la recepción, el diagnóstico y la indicación.

El musicoterapeuta será un sostén del proceso musicoterapéutico del paciente y acompañante, a través de sus intervenciones y sus herramientas, de su afirmación como sujeto frente a la enfermedad que lo aqueja.

La finalización de tratamiento se desarrolla en tres momentos: pre-alta o período de anuncio, alta propiamente dicha y (para el caso de ser necesario o con fines de investigación) post-alta o seguimiento. La reunión de equipo, el análisis de la tarea y la interconsulta son las instancias más adecuadas para evaluar la finalización del tratamiento de un paciente.

Los criterios de alta deberán adaptarse a la singularidad de cada paciente y del entorno social en el que está inserto.

El musicoterapeuta tratante es quien asume la responsabilidad de dar de alta a sus pacientes.

Finalmente:

Una larga lista de "recetas" de aplicación no puede responder a los problemas centrales de la musicoterapia, ella debe cobrar un nuevo y profundo significado que le permita ubicarse como disciplina de la salud.

El problema de abordar nuestra disciplina como objeto de investigación se ha centralizado, durante muchos años, en el intento de definir qué es la Musicoterapia.

Se ha dejado de lado, en consecuencia, una tarea tan importante como es la de poder conceptualizar *qué hace la Musicoterapia, para qué hace y por qué hace lo que hace; qué recursos utiliza, de qué manera y por qué; cuál es su técnica y su metodología, cuál es el alcance de sus incumbencias y su campo de aplicación.*

Cuando realizo estos planteos, doy por descontado que se entiende que no estoy conforme con la mayoría de los resultados alcanzados hasta el momento tanto en la Argentina como en otros países. Es obvio considerar también que, desde la necesaria autocrítica, el presente escrito solo satisface parcialmente los objetivos que me he propuesto, pero representa, tal vez, un nuevo punto de partida para la investigación sistemática de cada uno de los conceptos hasta aquí vertidos y de los que puedan surgir a partir de ellos.

Es necesario que los musicoterapeutas, junto a otros profesionales que siempre se han interesado por nuestro quehacer, realicemos un exhaustivo "Inventario" de las conclusiones, desarrollos y resultados que la práctica clínica de la Musicoterapia nos ha mostrado.

- Actualización y transmisión sistemática y consensuada de lo ya investigado.
- Promoción y desarrollo de los proyectos de investigación en curso.
- Formulación de nuevas hipótesis a partir de nuevos interrogantes.

Son las instituciones las encargadas de sostener y apuntalar esta tarea.

La afirmación del poder personal o de sub-grupos ha conspirado y conspira aún a través de malentender la función profesional que no es otra que (como en el caso de la atención de los pacientes) la de estar disponibles para acompañar el crecimiento de una disciplina sin forzarla para que resuelva exclusivamente nuestras propias inquietudes, deseos o necesidades.

La misma Musicoterapia nos hará partícipes de sus logros a medida que nuestros aportes la hagan crecer.

Entonces, pues, musicoterapeutas: a trabajar.

Bibliografía

ABERASTURY, Arminda: *El niño y sus juegos*, Ed. Paidós, Buenos Aires, 1968.

ANDER-EGG, Alexander: *Técnicas de reuniones de trabajo*, Ed. Humanitas, Alicante, 1985.

BATESON, Gregory: *Interacción familiar*, Ed. Tiempo Contemporáneo, Buenos Aires, 1974.

BION, W. R.: *Experiencias en grupos*, Ed. Paidós, Buenos Aires, 1979.

COLUCCIO, Félix / COLUCCIO, Marta: *Diccionario de juegos infantiles latinoamericanos*, Ed. Corregidor, Buenos Aires, 1988.

COOPER, David: *Psiquiatría y Anti-psiquiatría*, Ed. Paidós, Buenos Aires, 1973.

EY, Henri: *Tratado de Psiquiatría*, Ed. Toray-Masson, Barcelona, 1977.

FREIRE, Paulo: *Pedagogía del oprimido*, Ed. Siglo XXI, Buenos Aires, 1973.

FREUD, Sigmund: *Obras Completas*, Ed. Biblioteca Nueva, Madrid, 1967.

FRIDMAN, Ruth: *Los comienzos de la conducta musical*, Ed. Paidós, Buenos Aires, 1974.

GUILLOME, Paul: *Psicología de la forma*, Ed. Psique, Buenos Aires, 1971.

HAUSER, Arnold: *Fundamentos de sociología del arte*, Ed. Guadarrama, Madrid, 1975.

HORSTEIN / AULAGNIER: *Cuerpo, historia, interpretación*, Ed. Paidós, Buenos Aires, 1991.

HURTADO, Gustavo: *Tangoanálisis*, Ed. Club de Estudio, Buenos Aires, 1994.

JAKOBSON, Roman / MARTINET, André: *Lingüística y significación*, Ed. Salvat. Barcelona, 1973.

KLEIN, Melanie: *Nuevas direcciones en psicoanálisis*, Ed. Paidós, Buenos Aires, 1972.

LACAN, Jacques: *La familia*, Ed. Argonauta, Barcelona, 1982.

LAPIERRE, André / AUCOUTURIER, Bernard: *Simbología del movimiento*, Ed. Científico-Médica, Barcelona, 1977.

—— *El cuerpo y el inconsciente en educación y terapia*, Ed. Científico-Médica, Barcelona, 1980.

—— *La educación psicomotriz como terapia*, Ed. Médica y Técnica, Barcelona, 1977.

LAPLANCHE / PONTALIS: *Diccionario de psicoanálisis*, Ed. Labor, Barcelona, 1977.

LUKÁCS, Georg: Estética, Ed. Grijalbo, Barcelona, 1967.

MANNONI, Maud: *La teoría como ficción*, Ed. Crítica, Barcelona, 1980.

—— *El niño, su enfermedad y los otros*, Ed. Nueva Visión, Buenos Aires, 1976.

—— *La educación imposible*, Ed. Siglo XXI, México, 1979.

MANNONI, Octave: *La otra escena - Claves de lo imaginario*, Ed. Amorrortu, Buenos Aires, 1979.

MOFFATT, Alfredo: *Psicoterapia del oprimido*, Ed. Ecro, Buenos Aires, 1974.

PAVLOVSKY / MOCCIO / MARTINEZ BOUQUET: *Psicodrama*, Ed. Fundamentos, Madrid, 1979.

PICHON-RIVIÈRE, Enrique: *El Proceso grupal. El proceso creador*, Ed. Nueva Visión, Buenos Aires, 1978.

PICHOT, Pierre: *DSM IV - Breviario - Criterios diagnósticos*, Ed. Masson, Barcelona, 1995.

PUBLICACIÓN ASOCIACIÓN PSICOANALÍTICA ARGENTINA: *IV Simposio internacional sobre mitos*, Buenos Aires, 1996.

PUBLICACIÓN CENTRO DE SALUD MENTAL NO. 1: *Homenaje al Dr. Hugo Rosarios*, 1991.

—— *La marginalidad forzosa*, 1993.

PUBLICACIÓN FACULTAD DE PSICOLOGÍA - UBA: *Mauricio Goldenberg*, Buenos Aires, 1996.

PUBLICACIÓN HOSPITAL PSIQUIÁTRICO DE LA HABANA: *Revista del Ministerio de Salud Pública*, La Habana, 1993.

REICH, Wilhem: *Análisis del carácter*, Ed. Paidós, Buenos Aires, 1965.

—— *La función del orgasmo*, Ed. Paidós, Buenos Aires, 1972.

RIFFLETT - LEMAIRE: *Lacan*, Ed. Edhasa. Barcelona, 1971.

SCHILDER, Paul: *Imagen y apariencia del cuerpo humano*, Ed. Paidós, Buenos Aires, 1977.

SAMAJA, Juan: *Epistemología y Metodología*, Ed. Eudeba, Buenos Aires, 1996.

VASSE, Denis: *El ombligo y la voz*, Ed. Amorrortu, Buenos Aires, 1977.

WINNICOTT, D. W.: *Realidad y juego*, Ed. Gedisa, Barcelona, 1972.

Made in the USA
Monee, IL
18 October 2026

66035241R10111